传染病医院
感染预防控制手册

王建云 白少丽 主编

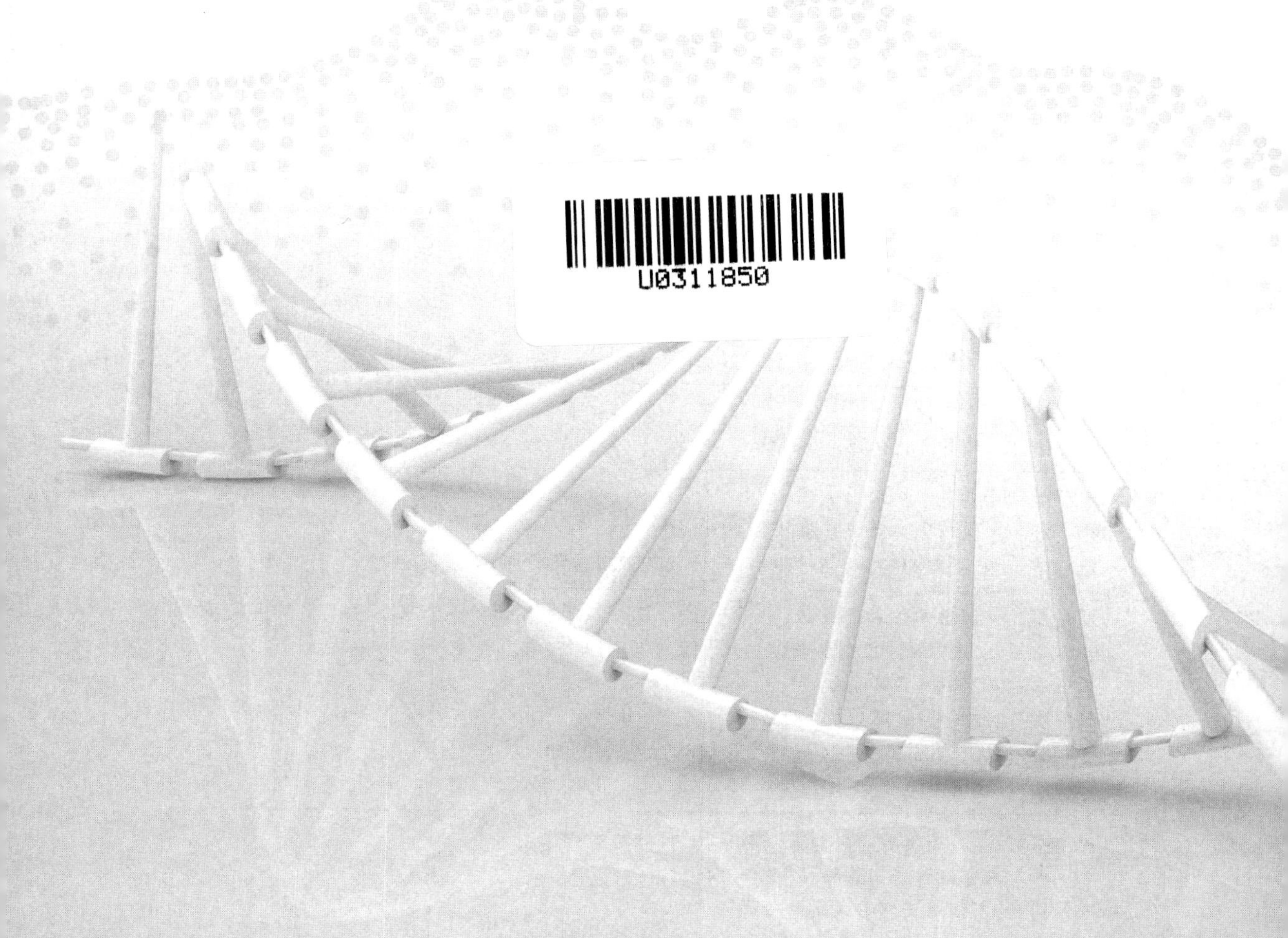

甘肃科学技术出版社

图书在版编目(CIP)数据

传染病医院感染预防控制手册 / 王建云，白少丽主编. -- 兰州：甘肃科学技术出版社，2021.8（2023.9重印）
ISBN 978-7-5424-2848-6

Ⅰ. ①传… Ⅱ. ①王… ②白… Ⅲ. ①医院－感染－预防（卫生）－手册 ②医院－感染－控制－手册 Ⅳ. ①R197.323-62

中国版本图书馆CIP数据核字(2021)第131365号

传染病医院感染预防控制手册

王建云　白少丽　主编

责任编辑　陈　槟
封面设计　坤灵文化传媒

出　版　甘肃科学技术出版社
社　址　兰州市城关区曹家巷1号　730030
电　话　0931-2131575（编辑部）　0931-8773237（发行部）

发　行　甘肃科学技术出版社　　印　刷　三河市铭诚印务有限公司
开　本　787毫米×1092毫米　1/16　　印　张　12.25　插页　2　字　数　290千
版　次　2021年9月第1版
印　次　2023年9月第2次印刷
印　数　1001~2050
书　号　ISBN 978-7-5424-2848-6　　定　价　128.00元

编 委 会

序

自1861年Semmelweis首先提出医院获得性感染这个名词以来，医院感染越来越受到各级医院管理者的重视,已成为评价医院医疗质量的主要标志之一。医院感染是目前严重的公共卫生问题之一。医院感染的预防与控制对提高医疗质量与安全至关重要,是现代医疗、保健所面临的不断增加的重大挑战,发生医院感染不仅导致患者住院时间延长、医疗费用增加,而且还会导致病死率上升、医疗技术进步受阻、严重威胁病人健康和疾病转归、造成医疗资源的重大损失与负面的社会影响及医院的生存与发展。

2020年伊始,一场新型冠状病毒感染的肺炎疫情突如其来,人们措手不及,更是凸显了传染病医院感染防控的重要性。追溯到1000多年前的墨西哥流感大流行,前后相比,纵横相较,控制传染病最有效的手段依然回归为“隔离”,也就是传统传染病的防控措施之一——控制传染源。这种手段,陌生又熟悉,经典又新颖。

新冠疫情已经一年有余,无论是综合医院还是专科医院,无论是三级甲等医院还是基层医疗卫生机构,都对各自功能和防控重点熟于心、用于行。甘肃省传染病医院所撰《传染病医院感染预防控制手册》一书,鄙人有幸受邀为此书作序,深感荣幸之时,又觉责任在肩。长期的实践已证明,建立和完善医院感染监控与管理体系,切实抓好医院感染监控与管理工作,对于提高医疗质量,增强经济效益和社会效益意义深远。而医院感染防控一直在路上,任重而道远,尤其在新冠疫情防控形势依然严峻的今天,此书出版正当其时!

《传染病医院感染预防控制手册》紧贴医院需求、紧贴临床实践,以科学的态度、专业的角度、知识的广度为出发点,让从事传染病防控的专职人员、临床工作者以及专、兼职感控人员对传染病医院感染的预防与控制有了充分认识和深入理解。以指导为手段,以防控为目的。既着眼于目前传染病医院感染防控的重点和焦点,也侧重于重点部门传染病防控的要点和难点,传染病防控与医院感染防控相结合,这是本书别具特色之处。

《传染病医院感染预防控制手册》编撰人员常年工作在传染病专科医院，在传染病的预防、控制、治疗和科研上自成一家、独树一帜，他们有丰富的工作经验和扎实的理论功底。此书的出版，定会为打赢疫情防控战提供理论武器，为有效提高传染病的医院感染防控能力发挥重要作用。

张浩军

2021年2月

目　录

第一章　医院感染

第一节　医院感染的基本概念

一、概述

医院感染是指住院病人在医院内获得的感染，包括在住院期间发生的感染和在医院内获得出院后发生的感染，但不包括入院前已开始或者入院时已处于潜伏期的感染。医院工作人员在医院内获得的感染也属医院感染。广义地讲，医院感染的对象包括住院病人、医院工作人员、门急诊就诊病人、探视者和病人家属等，这些人在医院的区域里获得感染性疾病均可以称为医院感染，但由于就诊病人、探视者和病人家属在医院的时间短暂，获得感染的因素多而复杂，常难以确定感染是否来自医院，故实际上医院感染的对象主要是住院病人和医院工作人员。

二、医院感染的历史沿革

自有医院以来就存在着医院感染问题，但是，从科学上来认识医院感染以及减少医院感染发生的必要性，乃是近代科学在发展过程中逐步认识，逐步深入和解决的。医院感染的历史可概括为三个阶段：

1. 细菌学时代以前，19 世纪以前，人们认为创伤后发生的化脓性感染是不可避免的，因为当时人们还没有认识到自然界中的微生物，无法采取预防对策。比如霍姆斯于 1843 年发现了产褥热，当时在欧洲是人所共知的一种极其危险的疾病，医院曾因它而被称为“死亡场所”。

2. 细菌学时代以后，19 世纪以后，人们逐步认识了微生物，英国外科医师利斯特首先阐明了细菌与感染之间的关系，并提出消毒的概念。法国微生物学家巴斯德在显微镜下发现了空气中的微生物，并采用加热消毒等方法来减少他们的数量，从而控制感染。不久后产生了无菌技术，以后又开始了蒸汽消毒器灭菌时代。

3. 抗生素时代，1928 年，英国细菌学家弗莱明发现了青霉素，1935 年，英国病理学家弗洛里和德国化学家钱恩合作，解决了提纯和浓缩问题，以后被大量生产，从此进入了抗生素时代，青霉素在预防和治疗感染上起到了特殊效果，引起了医务人员极大的反响，但同时削弱了医院对灭菌技术的重视。直到 20 世纪 70 年代，医务人员又把注意力转向无菌技术上来，并且与抗生素应用相结合，正在有效地解决感染与医院感染问题。

三、分类

(一)按感染部位分类

全身各器官、各部位都可能发生医院感染,可分为皮肤软组织医院感染、血液系统医院感染、呼吸系统医院感染、泌尿系统医院感染、手术部位医院感染等等。

(二)按病原体分类

可将医院感染分为细菌感染、病毒感染、真菌感染、支原体感染、衣原体感染及原虫感染等,其中细菌感染最常见。每一类感染又可根据病原体的具体名称分类,如柯萨奇病毒感染、铜绿假单胞菌感染、金黄色葡萄球菌感染等。

(三)按病原体来源分类

1. 内源性感染:又称自身感染,是指各种原因引起的患者在医院内遭受自身固有病原体侵袭而发生的医院感染。病原体通常为寄居在患者体内的正常菌群,通常是不致病的,但当个体的免疫功能受损、健康状况不佳或抵抗力下降时则会成为条件致病菌发生感染。

2. 外源性感染:又称交叉感染,是指各种原因引起的患者在医院内遭受非自身固有的病原体侵袭而发生的感染。病原体来自患者身体以外的个体、环境等。包括从个体到个体的直接传播和通过物品、环境而引起的间接感染。

第二节　医院感染的管理要点

一、组织管理

1. 建立医院感染管理责任制,制定并落实医院感染管理的规章制度和工作规范,严格执行有关技术操作规范和工作标准,有效预防和控制医院感染,防止传染病病原体、耐药菌、条件致病菌及其他病原微生物的传播。

2. 住院床位总数在100张以上的医院应当设立医院感染管理委员会和独立的医院感染管理部门。住院床位总数在100张以下的医院应当指定分管医院感染管理工作的部门。其他医疗机构应当有医院感染管理专(兼)职人员。

二、环境和工程控制

主要是对建筑布局进行合理设计,对受到或可能受到病原体污染的环境进行处理,以达到降低空气中可吸入感染性微滴核的浓度。

环境和工程控制措施,主要包括医疗建筑布局的合理设计与设置、通风和消毒。采用何种环境和工程控制措施,要依据当地的自然气候及社会经济状况而定。

（一）建筑布局设置及隔离原则

医疗卫生机构的建筑设计和服务流程，应满足："防止医院内交叉感染，防止污染环境和病原微生物传播扩散"的要求进行区域划分，严格区域管理，从硬件设施方面为患者提供安全、便捷的就医环境，为医务人员提供安全、可靠的工作环境。

在新建、改建与扩建时，建筑布局应合理，符合医院卫生学要求，并应具有隔离预防的功能，区域划分应明确、标识清楚。

1.医疗卫生机构建筑的分区根据感染风险的高低和污染的程度，通常分为四区。

(1)低危险区：包括行政管理区、教学区、图书馆、生活服务区；

(2)中等危险区：包括普通门诊、普通病房等；

(3)高危险区：包括呼吸科门诊、呼吸科病房等；

(4)极高危险区：发热门诊和隔离病区结核病门诊和病区，特别是耐多药结核病病区、感染疾病(科)门诊和病房、特殊检查场所等。

2.隔离预防要求

(1)应明确服务流程，保证洁、污分开，防止人流、物流交叉污染；

(2)根据建筑分区的要求，同一分区的科室宜相对集中，高危险区和极高危险区应处在整个建筑群的下风向，且远离普通病房和生活区；

(3)通风系统应区域化，防止区域间空气交叉污染。

（二）常用的环境和工程控制措施

医院感染预防控制最主要的环境和工程控制措施是通风和消毒。根据各地的条件和评估结果，可以考虑使用高效空气过滤器、投照式紫外线消毒器、人机共存空气消毒机等。其他措施(如化学消毒等)对预防某些疾病(如结核病)的传播还没有充分的科学依据，可作为一种公共的感染控制措施。

1.通风

通风是将新鲜的室外空气或经过滤处理的室内空气排放到某空间，将气体分布到整个空间，同时让部分空气排出此空间的过程，从而稀释此空间可吸入感染性微滴核的浓度。在此过程中需要注意两个问题，即通风量和通风方向。

(1)通风量　通常以"每小时换气次数(ACH)"表示(计算公式如下)。当每小时流入房间的空气量与室内容积相同时，即1个单位ACH。许多试验表明，高频率ACH会使传染性微滴核的浓度呈对数下降。为了降低结核分枝杆菌空气传播的危险，国际上一般认为至少需要12个单位ACH。

$$ACH=\frac{每小时空气进入量或排出量(m^3)}{室内容积(m^3)}$$

(2)通风方向　应始终背离人们通常所处的位置。例如,通常将气体从建筑物下面排放到室外,而不是排放到人员聚集区。通风分为 4 种类型,即自然通风、机械通风、自然机械混合通风和温度控制。

①自然通风　是借助外界的自然风形成室内的气体流动,从而达到降低可吸入感染性微滴核浓度的目的。

优点:经济、方便。

缺点:受地区、气候、温度和房屋建筑构造等条件的限制,不能准确掌握通风量和控制气流方向。

适用场所:家庭、医疗卫生机构、开放性较好的公共场所和办公室等普通建筑物。

注意事项:

Ⅰ.因无法控制通风量,建议一次通风时间不少于 70 分钟,也可以参照以下公式进行通风时间估计。

$$\text{通风时间}=\frac{\text{室内容积}(m^3)\times 12\text{ 个单位 ACH}}{3600\times\text{进风量}(m/s)\times\text{打开门窗面积}(m^3)}$$

Ⅱ.观察和测量风向与风速的方法:在进风口处点燃“熏香棒”,吹灭火焰后,观察熏香烟流的方向,同时记录烟流扩散到出风口的时间,并计算出风速。

②机械通风　是使用机械设备将空气送进或排出某一空间，达到气体交换的目的。机械通风包括送风和排风两种方式:送风,是将新鲜空气或经过滤的空气送入室内,与室内污染空气进行混合,达到降低感染性微滴核浓度的目的;排风,是将室内的污染空气排放到室外,直接减少室内感染性微滴核的绝对数量,从而降低感染风险。

送风的方法可选用落地式或台式风扇（吊顶式风扇除外），或具有新风功能的空调,排风的方法可选用排风扇。中央空调具有送风和排风两种功能。

使用机械通风方式的换气次数计算公式如下:

$$\text{换气次数(次数/h)}=\frac{\text{风扇的排气量和吹风量}(m^3/h)}{\text{室内容积}(m^3)}$$

优点:相对经济、方便,可以掌握或控制通风量和气流方向。

缺点:易受房屋建筑构造等条件的限制,消耗能源,且对病原体没有杀灭作用。

适用场所:患者家庭,医疗卫生机构的中高危险区,人员密集的公共场所和办公室等。

注意事项:

Ⅰ.室内的进风口和排风口应有足够的距离,以保证室内空气混匀,否则清洁空气还没有与室内空气产生短循环;

Ⅱ.室外的排风口要远离整个建筑物的送风口,且处于下风;

Ⅲ.采用机械通风的房间应保持房间门窗关闭;

Ⅳ.室内如果采用送风方式进行机械通风,患者或疑似患者处于下风向的末端,且患者要靠近出风口;如果采用排风方式,患者或疑似患者应靠近排风口;

Ⅴ.定期对风扇进行检查和清洁,保证风扇洁净、运转良好。

③混合通风 使用自然和机械两种方法进行通风的方式。参照上述两种通风的适用场所和注意事项。

④温度控制 根据不同机构的条件和设施,考虑使用温度控制。可以通过使用空调和加热器实现对温度的控制。适用于冬季房间门窗关闭而使用机械通风的情况。

2.紫外线照射消毒

短波紫外线能杀灭包括新型冠状病毒、结核分枝杆菌在内的微生物,其杀灭作用已得到证明,10000μW•s/cm^2的照射剂量即可将常见病原微生物灭活,但艾滋病毒对紫外线不敏感。可使用紫外线灭菌照射作为环境控制的措施,进行空气消毒或物体表面消毒。由于紫外线照射对皮肤和眼睛有一定伤害作用,因此在使用时应该遵循安全原则。

利用紫外线进行空气消毒时,最常用的照射方式有两种:

(1) 直接照射法 将紫外线灯悬挂于室内屋顶或使用移动式紫外线灯进行照射。这种方法简单、方便,对空间要求不高,便于灯管的监测、维护与更换,但照射时室内不宜有人。

(2)间接照射法 将紫外线灯安装到墙壁上较高的位置或悬挂在天花板上,然后在固定灯管装置上安装金属挡板,紫外线向上照射,以免辐射到房间内的人员。当气流常规的、有规律地循环时空气从房间底部到达顶部,暴露于紫外光下,微生物被杀灭,经过杀菌净化的气体再循环到房间底部(如人机共存消毒机)。此种方法要求室内空气上下循环、流动(建议维持在2～6单位ACH),房间有足够的高度。照射时室内人员可以活动,但灯管的维护和更换不方便。紫外线杀菌的影响因素较多,主要受电压、距离、温度、相对湿度及照射时间等方面影响。一般来讲,电压越低照射强度也越低、照射强度与照射距离呈指数曲线;温度越低输出越低;湿度越高杀菌效果越低;照射时间越长,累计的照射剂量越大,杀菌效果越好。高强度短时间和低强度长时间均能达到相同的杀菌效果。

优点:经济,能杀灭新冠病毒、结核分枝杆菌等病原微生物。

缺点:紫外线直接照射对人体有伤害(人机共存机器可避免直接照射)。照射效果受距离、照射强度、照射时间,以及湿度的影响。

适用场所:患者家庭,以及医疗机构的诊室、病房、治疗室、实验室等室内空气的日常消毒和受污染公共场所的空气消毒。

安装要求:

①对室内空气的消毒：在室内无人的条件下，可采取紫外线灯悬吊式或移动式直接照射。采用室内悬吊式紫外线消毒时，灯距地面不应超过 2 米，紫外线灯的照射强度必须＞70pW/cm^2(即在距离普通 30W 直管紫外线灯管 1 米处测定的强度值)，平均照射能量≥1.5W/m^3，照射时间≥30 分钟。

平均照射能量计算公式如下：

$$\text{平均照射能量}(W/m^2)=\frac{\text{安装的紫外线灯功率总和}(W)}{\text{室内容积}(m^3)}$$

②对物品表面的消毒：用紫外线消毒物品表面时，应使照射表面受到紫外线的直接照射，且应达到足够的照射剂量。消毒纸张、织物等粗糙表面时，要适当延长照射时间，且两面均应受到照射。

检测方法：

Ⅰ.紫外线辐照计测定法：开启紫外线灯 5 分钟后，将测定波长为 253.7mm 的紫外线辐照计探头置于被检测紫外线灯下垂直距离 1 米的中央处，待仪表稳定后，所示数据即为该紫外线灯管的辐照度值。

Ⅱ.紫外线强度照射指示卡监测法：开启紫外线灯 5 分钟后，将指示卡置于紫外灯下垂直距离 1 米处，有图案一面朝上，照射 1 分钟，观察指示卡色块的颜色，将其与标准色块比较，读出照射强度。

注意事项：

Ⅰ.需要定期对紫外线灯进行清洁与检测。一般每 2 周用 75%酒精棉球湿巾擦拭 1 次；发现灯管表面有灰尘、油污时，应随时擦拭。

Ⅱ.使用紫外线灯消毒室内空气时，房间内应保持清洁、干燥，减少尘埃和水雾；如果温度低于 20℃或高于 40℃，相对湿度＞60%，则应适当延长照射时间。

Ⅲ.室内有人时，不宜使用直接紫外线灯照射消毒。

3.其他措施

(1)高效空气过滤器　空气过滤器作用原理是通过在空气通路安置空气过滤器单元，对空气进行过滤清洁。可以将空气过滤加载到空调机组等循环风系统或设备中使用，可将通过空气中一定范围的悬浮物质过滤或吸附在滤材上，使相对清洁的空气流到房间，稀释空气中传染性悬浮物质的浓度。

它又适用于不同颗粒大小的配置，分初效、中效和高效 3 种；含有传染性微滴核的气体在室内循环时，必须使用高效空气过滤器处理；当含有传染性微滴核的空气被排放到人群密集区时，也使用特殊的高效空气过滤器处理，使处理后的气体对人体无害。

适用场所：主要适用于通风条件差和医疗卫生机构的极高危险区(如隔离病房、耐药病房)等场所。

注意事项：

Ⅰ. 空气过滤材料容易成为二次污染源。

Ⅱ. 在尘埃较大的地区或场所，空气过滤材料容易形成满载而失去作用。

Ⅲ. 空气过滤材料越高效，通过风的阻力也越大。

Ⅳ. 需要使用专用的设备(红外粒子计数器)对过滤效果定期进行监测。

⑵空气消毒器　空气消毒器是将室内空气循环进入设备内部的消毒反应区，对污染物进行治理或杀灭的消毒方式，应取得有关部门的许可批文。

优点：能杀灭病原微生物，对人和环境无害，消毒过程中人员能在室内活动(需控制人流量)。

缺点：价格昂贵，消毒设备需定期保养。

适用场所：医疗卫生机构的某些场所(如门诊)及某些需要动态消毒的场所。消毒器每小时的循环风量必须超过消毒室内容积的8倍以上。

注意事项：采用的消毒器不应产生次级危害，造成环境二次污染。

⑶化学消毒　化学消毒是将化学消毒剂喷洒或擦拭到物体表面，或者将化学消毒剂通过喷雾器喷洒到室内空间，使其与介质上的感染性微滴核结合，将病原微生物杀灭的方法。

使用化学消毒剂进行空气消毒时，一般选择在传染源已经离开或病情好转不再具有传染性时进行消毒。可采用熏蒸或超低容量喷雾的方法，原则上不建议每日使用化学消毒剂进行空气消毒。由于某些病原微生物(如结核分枝杆菌)抵抗力较强，为防止因飞沫沉降到地面或室内家具等物体表面干燥后对空气的二次污染，须对可能受到污染的环境表面进行预防性消毒。消毒的重点是地面，对有传染源活动的区域(包括实验室)，在湿式清洁的基础上，每天应早晚各进行一次消毒。消毒后要对拖把进行干燥处理，要专区专用，特别是新冠肺炎、耐多药结核病房要有专用拖把，禁止与其他区域混用。痰及口鼻分泌物要做到随时消毒；如果不能做到随时消毒，应将痰或口鼻分泌物用防渗的材料包裹好，集中回收处理；痰盂或盛痰的容器应每天进行消毒，清洁消毒时容器内要投放消毒剂1000～2000mL。家具、办公桌椅等物体表面每天用500mg/L含氯或含溴的消毒剂擦拭一次，但有明确污染时，先清除污染物后，再使用1000mg/L消毒剂进行处理。衣物和被褥一般情况只需进行清洗、晾晒。

优点：能杀灭病原微生物。

缺点：进行空气消毒时，人员不能在室内活动，且需要专用的设备。部分消毒剂腐蚀性较强，会污染环境。

适用场所：菌株泄漏等污染区域、医疗卫生机构的常规诊疗区域、呼吸道传染性疾病病房、患者家庭终末消毒和受污染公共场所的消毒。

注意事项：

Ⅰ.进行空气消毒时，门窗要关闭，室内不能有人活动。消毒结束后，要去除掉物体表面的化学消毒剂。

Ⅱ.部分消毒剂有较强的腐蚀性和刺激性，在消毒剂配制和使用过程中要做好个人防护(如佩戴口罩、手套、防护服等)。

(三)不同场所的控制措施

1. 门、急诊

(1)医疗卫生机构的门、急诊均应设置预检分诊处，严格执行预检分诊制度。发现可疑症状者，应将其转到隔离诊室诊治及时采取消毒隔离措施。

(2)按国家有关规定，二级以上医院应设立感染性疾病科。感染性疾病科门诊应相对独立，设单独出入口，或在门诊区以外的地方单独建立；按区域隔离布局，设专用挂号、收费、取药窗口、诊室、观察室、治疗室、化验室等；无感染性疾病科的医院，应设置呼吸道传染病诊室。

(3)呼吸道传染病诊室应采光、通风良好，有消毒装置，排风扇应安装在距离患者近的位置，每小时换气 12 次以上，其中不少于 3 次外部新风。

(4)呼吸道传染病服药室应采光、通风良好，如果通风不好，尽可能配备消毒装置。

(5)普通候诊室应通风良好，结核病门诊等呼吸道传染病候诊区应设计为通风量≥12 单位 ACH。如果天气允许，应保持开窗，增加通风和自然光照。在极高风险区应有充足的通风和紫外线照射，如条件允许可配备高效空气过滤器。

(6)诊疗时，患者的所处位置应在下风向，医务人员在上风向。

2. 标本留取室

设有留痰室、诱痰室或鼻咽拭子采集室的医疗卫生机构，其留取室应为通风良好的室外区域或按呼吸道感染病房标准设计的小房间，设计标准为：通风量不小于 18 单位 ACH，有排气扇，安装有紫外线照射装置，房间面积为 1～$2m^2$。

3. 病房

应为确诊的住院患者设立专门的隔离病房；疑似传染性患者也应住在专门的隔离病房中，一人一间。

(1)普通病房

①用以隔离安置非传染疑似患者或确诊患者。确诊患者及疑似患者应分别安置；

②医疗废弃物处理应按照《医疗废弃物管理条例》执行；

③应严格执行探视制度。

(2)隔离病房

①用以隔离安置疑似传染性患者或确诊传染性患者。两类患者应分别安置。

②建筑布局应设在医院相对独立的区域。病房分为清洁区半污染区和污染区，设立两通道和三区之间的缓冲间。缓冲间两侧的门不应同时开启，以减少区域之间空气流通。

③隔离预防要求

Ⅰ.应严格遵守服务流程和三区的管理，各区之间界线清楚，标识明显；

Ⅱ.不同阶段的患者应分室安置，疑似患者应单独安置；

Ⅲ.同一类型的确诊患者可安置于一室，但病房中两病床之间距离不少于1.1米；

Ⅳ.隔离病房应设单独通往室外的通道或阳台；

Ⅴ.病房内应有良好的通风设备，如果通风状况不充分，应辅助以紫外线杀菌等物理装置，不能使用中央空调进行通风换气；

Ⅵ.医疗废弃物处理应按照《医疗废物管理条例》执行；

Ⅶ.应严格执行探视制度。

(3)负压病房

①原则上应将呼吸道传染源患者安置在负压病房；

②建筑布局应设病房及缓冲间，通过缓冲间与病区走廊相连；

③病房采用负压通风，上送风、下排风，送风口应远离排风口，排风口距地面距离不小于0.1米，门窗应保持关闭。

Ⅰ.病房送风和排风管道上宜设置压力开关型的定风量阀，使病房的送风量、排风量不受风管压力波动的影响。应设置压差传感器，用来检测负压值，或用来自动调节不设定风量阀的通风系统的送、排风量。为保持房间的负压，排风量应大于送风量85m³/h(可根据不同的梯度差自主设定，但为了人员舒适度，建议总压差不应>30Pa)。

Ⅱ.应保障通风系统正常运转，做好设备日常保养。

Ⅲ.负压病房内应设置独立卫生间，有流动水洗手和卫浴设施，配备室内对讲设备。

④病房应使用紫外线。

4.实验室

根据我国《病原微生物实验室生物安全管理条例》《实验室生物安全通用要求》(CB 1949—2008)《人间传染的病原微生物名录》和《医疗机构临床实验室管理办法》的要求，对结核分枝杆菌等大量活菌操作须在符合生物安全三级(BSL-3)的环境中进行；对样本检测(包括涂片、培养、样本的病原菌分离纯化、药物感性试验、生化鉴定、免疫学实验、PCR核酸提取等初步检测活动)可以在符合生物安全二级(BSL-2)的环境中进行。实验室所用设施、设备和材料均应符合国家相关的标准和要求。

(1)实验室设计与设施

①实验室应有足够的存储空间摆放物品，在实验室工作区域外还应当有供长期使

用的存储空间；

②实验室的办公区与试验区应分开，实行物理隔离；

③试验区中应根据试验操作内容划分清洁区、污染区；

④实验室中的器具、实验台应坚固，设备之间及生物安全柜下面应有足够的空间以便于清洁消毒；

⑤实验室墙壁、天花板和地板，应易清洁、不渗液及耐化学品和消毒剂的腐蚀；

⑥实验操作台面应防水、耐热、耐腐蚀；

⑦实验室中若具备可开启的窗户，应安装纱窗或者配备机械通风装置；

⑧配备个人便装与实验室工作服分开放置的设施；

⑨实验室门应配锁，一般情况下处于关闭状态，实验室的门应配备可视窗；

⑩实验室门上标有生物危害警告标志；

⑪靠近出口处应设置洗手池。

(2)实验室设备　实验室内应配备二级生物安全柜、压力蒸汽灭菌器，以及其他所需的设备。

①生物安全柜：生物安全柜是实验室最主要的防护屏障之一，是在进行病原微生物操作中，用于防止液体飞溅物或气溶胶污染的主要设备。使用生物安全柜的根本目的是保护工作人员健康和柜外环境安全。根据保护对象和程度的不同，生物安全柜分为三级，应根据工作性质和防护要求，选用适合级别和型号的生物安全柜。

生物安全柜应由专业人员进行正确安装、调试，确保生物安全柜与外部排风系统压力平衡，保证安全，实验室工作人员应接受有关生物安全柜正确使用的培训，生物安全柜必须定期维护和检测以确保安全性。如果生物安全柜的高效过滤器已经失效，继续使用会使实验室内环境和实验室工作人员面临极大的污染和感染风险。

②压力蒸汽灭菌器：在实验室所在的建筑内应配备压力蒸汽灭菌器，应定期检查和验证，以确保正常运行。高压灭菌是处理废弃物的首选方法，不应只使用消毒剂浸泡处理废弃物。需要进行高压灭菌的物品包括标本、菌株、与标本和菌株接触的废弃物、其他污染或可能污染的耐高压物品等，应使用高压试纸条或嗜热脂肪芽孢杆菌对灭菌效果进行检测，不应使用具有腐蚀性的消毒剂对压力灭菌器进行消毒。

③生物安全离心机：传染病实验室使用的离心机，应具备防气溶胶装置，防止离心过程中产生的传染性气溶胶发生扩散。装卸、处理离心管应在生物安全柜内进行。

④洗眼器：根据实验室的实验操作内容，确定是否需要安装洗眼器。如果需要洗眼器，则应安装在实验室内。

(3)实验室通风　生物安全二级实验室可采用自然通风，生物安全三级实验室必须采用机械通风。实验室通风柜或者外排式生物安全柜不能作为唯一的室内排风装置，产生危险物质的仪器上方应设局部排风系统。生物安全二级实验室如果进行气流控制，应遵循气流从清洁区流向污染区，或者污染区气压低于清洁区的原则。新风从远离排风口的地方引入，出风口远离行走区域和空气新风区。

(4)实验室消毒措施　见本章紫外线照射消毒和化学消毒部分。

5.其他环境

(1) 患者工作环境和公共场所　如确诊为呼吸道传染病患者应及时离开工作岗位。如果怀疑工作环境受到污染，应进行适当消毒。一般情况下患者工作环境是一个相对密闭的空间，空气流动较小，人员相对固定；一些在写字楼里的办公场所由于采用集中通风的方式进行空气置换，其空间密闭性好，空气流动主要依赖于中央空调送风系统，而且人员较密集，因此建议采取以下控制措施：

①自然通风或机械通风方式，通风时间不能＜70 分钟；

②紫外线照射消毒(参见本章紫外线照射消毒部分)；

③对地面、家具及办公用品进行消毒(参见本章化学消毒部分)。

公共场所因用途不一，其密闭性也不同，人员流动大，原则上不需要特殊的环境控制措施，但其空气质量和集中通风系统应达到国家的相应标准 (GB 9663-9673-199，GB 16153-199《公共场所集中空调通风系统卫生规范》)。当被肺结核患者污染时，应增加通风次数，可进行化学消毒。

另外，在轮船、列车、航空器等公共交通工具内，因空间密闭通风情况差，如有呼吸道传染病患者使用过，需对空气进行消毒。

看守所的空间开放性较小，通风较差，人员较密集，因此需定期进行消毒。如有呼吸道传染病患者存在，应立即进行隔离，将其他人员安排到其他房间，待患者离开，进行消毒后方可继续使用。

(2)传染性患者家庭　建议有条件的患者家庭采取以下措施：

①采用自然通风或机械通风方式。自然通风在条件允许下应持续进行，否则每小时通风 10 分钟以上；如果经济能力允许，可购买紫外线灯或空气消毒器进行空气消毒。

②分居室生活。

③注意咳嗽礼仪，呼吸道传染病患者应使用外科口罩。

④对口鼻分泌物要随时消毒。尽可能每天对地面、痰盂、家具表面等进行消毒。

⑤呼吸道传染病患者的家庭密切接触者应接受传染病筛查和相关检查。

三、个人防护

个人防护是感染预防控制的第三层控制措施，是管理措施、环境和工程控制的有益补充，是在管理措施、环境和工程控制仍不能有效降低飞沫核浓度的情况下，通过采取适当的个人防护措施降低特定人群受感染的风险。医务人员从事医疗工作应正确采用防护技术，包括合理使用医用防护口罩、手套、防护服等防护用品，且应根据不同的操作要求选用不同种类的防护用品。

1.医用口罩的种类和使用

医用口罩分为医用防护口罩、医用外科口罩和普通医用口罩。医用防护口罩适用于医务人员和相关工作人员对经空气传播的呼吸道传染病的防护，防护等级高；医用外科口罩适用于医务人员或相关人员的基本防护，以及在有创操作过程中阻止血液、体液和飞溅物传播的防护；普通医用口罩对致病性微生物的防护作用不确切，可用于普通环境下的一次性卫生护理，或者致病性微生物以外的颗粒（如花粉等）的阻隔或防护。

在佩戴医用防护口罩之前，需要针对每个医务人员进行适合试验。不同人员应选择适合自己的医用防护口罩，以保证口罩与其面部贴紧，否则，口罩过大或过小，病原微生物都会从口罩周围的缝隙中吸入而引起感染。通过适合试验，对长期使用口罩者也可以定做适合自己大小的口罩。

每天使用医用防护口罩完毕，不要将其放置在密闭的塑料袋内保存，以免损坏口罩内的滤膜，可以放在透气的纸袋中，且不要悬挂，以免挂带松弛。

在佩戴使用个人防护用品时，需要严格遵循管理制度和技术流程，规范使用合适的防护用品，并进行合理操作。

2.不同人群的防护

（1）呼吸道传染病患者

呼吸道传染病患者应佩戴外科口罩。合适的口罩能够阻止病原微生物通过佩戴者口鼻扩散到他人，但不能防止佩戴者吸入传染性飞沫核。因此，佩戴合适口罩的呼吸道传染病患者能够减少其将疾病传染给他人的风险。可疑呼吸道传染病症状者在医疗卫生机构就诊时，应尽可能佩戴外科口罩；确诊患者和疑似患者在离开隔离室进行必要的医学检查或转诊时，也应佩戴外科口罩。教会患者正确佩戴合适口罩的方法是发挥口罩预防作用的重要前提。

（2）医务人员

医务人员在接触呼吸道传染性患者，以及进行高风险操作（如支气管镜、气管插管、吸呼吸道分泌物、尸体解剖等）时，均需佩戴医用防护口罩。

医用防护口罩（如N95口罩）是一种特殊类型的口罩，具有定标准的滤过能力，与面部结合更紧密，能更好地覆盖口鼻，阻止飞沫核的通过，起到预防和控制感染作用；但其价格较贵，有条件的机构可为医务人员提供医用防护口罩，防止他们吸入传染性飞沫核。

医务人员在进入实验室、传染病病房等特殊环境时，应配备个人防护用品，如手套、防护衣（实验服、隔离衣、连体衣、围裙）、医用防护口罩、鞋套、帽子、护目镜等，具体防护用品可根据操作的不同危险级别或生物安全水平来选择，并应了解防护用品的正确使用方法。接触被病原微生物污染的物品时应佩戴手套。

(3)呼吸道传染病患者家庭

呼吸道传染病患者家庭，在患者住院治疗期间，家属应尽量减少到医院探视患者(特别是传染性或耐多药结核病患者)；若必须探视，应佩戴医用防护口罩。

(4)公众

要养成良好的卫生习惯，不随地吐痰，咳嗽时不对着他人，要用衣袖掩住口鼻。在进入传染高风险区时，应尽量缩短停留时间。

第二章　医院感染预防控制管理

第一节　医院感染管理的组织架构

医院感染管理委员会由医院感染管理科、医务科、护理部、公卫科、质控科、发热门诊、设备管理科等相关部门主要负责人组成，主任委员由医院院长或者主管医疗工作的副院长担任，其中医院感染管理科下设临床小组，由各个科室选派一名感控医生及感控护士作为院感监督员，与科室其他医护人员进行科室日常院感防控工作，并定期向临床小组汇报工作。

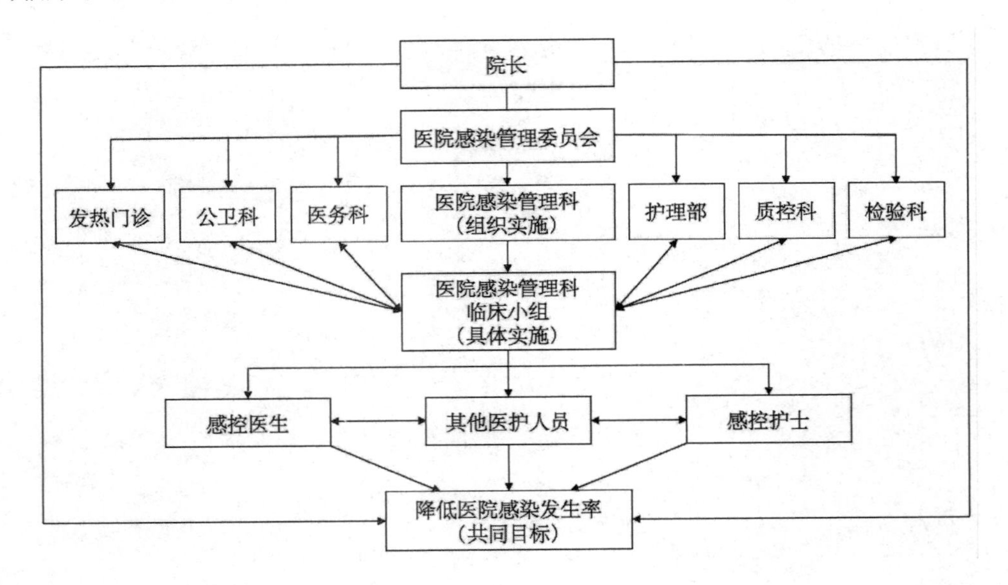

第二节　医院感染管理委员会的职责

1. 认真贯彻医院感染管理方面的法律法规及技术规范、标准，制定本医院预防和控制医院感染的规章制度、医院感染诊断标准并监督实施；

2. 根据预防医院感染和卫生学要求，对本医院的建筑设计、重点科室建设的基本标准、基本设施和工作流程进行审查并提出意见；

3. 研究并确定本医院的医院感染管理工作计划，并对计划的实施进行考核和评价；

4. 研究并确定本医院的医院感染重点部门、重点环节、重点流程、危险因素以及采取的干预措施，明确各有关部门、人员在预防和控制医院感染工作中的责任；

5. 研究并制定本医院发生医院感染暴发及出现不明原因传染性疾病或者特殊病原体感染病例等事件时的控制预案；

6. 建立会议制度，定期研究、协调和解决有关医院感染管理方面的问题；

7. 根据本医院病原体特点和耐药现状，配合药事管理委员会提出合理使用抗菌药物的指导意见；

8. 其他有关医院感染管理的重要事宜。

第三节 医院感染管理相关部门及人员职责

医院感染管理部门、分管部门及医院感染管理专(兼)职人员具体负责医院感染预防与控制方面的管理和业务工作。主要职责是：

1. 对有关预防和控制医院感染管理规章制度的落实情况进行检查和指导；

2. 对医院感染及其相关危险因素进行监测、分析和反馈，针对问题提出控制措施并指导实施；

3. 对医院感染发生状况进行调查、统计分析，并向医院感染管理委员会或者医疗机构负责人报告；

4. 对医院的清洁、消毒灭菌与隔离、无菌操作技术、医疗废物管理等工作提供指导；

5. 对传染病的医院感染控制工作提供指导；

6. 对医务人员有关预防医院感染的职业卫生安全防护工作提供指导；

7. 对医院感染暴发事件进行报告和调查分析，提出控制措施并协调、组织有关部门进行处理；

8. 对医务人员进行预防和控制医院感染的培训工作；

9. 参与抗菌药物临床应用的管理工作；

10. 对消毒药械和一次性使用医疗器械、器具的相关证明进行审核；

11. 组织开展医院感染预防与控制方面的科研工作；

12. 完成医院感染管理委员会或者医疗机构负责人交办的其他工作。

第四节　医院感染预防控制制度

1. 医疗机构应当按照有关医院感染管理的规章制度和技术规范，加强医院感染的预防与控制工作。

2. 医疗机构应当按照《消毒管理办法》，严格执行医疗器械、器具的消毒工作技术规范，并达到以下要求：

(1)进入人体组织、无菌器官的医疗器械、器具和物品必须达到灭菌水平；

(2)接触皮肤、黏膜的医疗器械、器具和物品必须达到消毒水平；

(3)各种用于注射、穿刺、采血等有创操作的医疗器具必须一用一灭菌。

医疗机构使用的消毒药械、一次性医疗器械和器具应当符合国家有关规定。一次性使用的医疗器械、器具不得重复使用。

3. 医疗机构应当制定具体措施，保证医务人员的手卫生、诊疗环境条件、无菌操作技术和职业卫生防护工作符合规定要求，对医院感染的危险因素进行控制。

4. 医疗机构应当严格执行隔离技术规范，根据病原体传播途径，采取相应的隔离措施。

5. 医疗机构应当制定医务人员职业卫生防护工作的具体措施，提供必要的防护物品，保障医务人员的职业健康。

6. 医疗机构应当严格按照《抗菌药物临床应用指导原则》，加强抗菌药物临床使用和耐药菌监测管理。

7. 医疗机构应当按照医院感染诊断标准及时诊断医院感染病例，建立有效的医院感染监测制度，分析医院感染的危险因素，并针对导致医院感染的危险因素，实施预防与控制措施。

8. 医疗机构应当及时发现医院感染病例和医院感染的暴发，分析感染源、感染途径，采取有效的处理和控制措施，积极救治患者。

9. 医疗机构经调查证实发生以下情形时，应当于 12 小时内向所在地的县级地方人民政府卫生行政部门报告，并同时向所在地疾病预防控制机构报告。所在地的县级地方人民政府卫生行政部门确认后，应当于 24 小时内逐级上报至省级人民政府卫生行政部门。省级人民政府卫生行政部门审核后，应当在 24 小时内上报至国家卫生健康委员会：

(1)5 例以上医院感染暴发；

(2)由于医院感染暴发直接导致患者死亡；

(3)由于医院感染暴发导致3人以上人身损害后果。

10.医疗机构发生以下情形时,应当按照《国家突发公共卫生事件相关信息报告管理工作规范(试行)》的要求进行报告:

(1)10例以上的医院感染暴发事件;

(2)发生特殊病原体或者新发病原体的医院感染;

(3)可能造成重大公共影响或者严重后果的医院感染。

11.医疗机构发生的医院感染属于法定传染病的,应当按照《中华人民共和国传染病防治法》和《国家突发公共卫生事件应急预案》的规定进行报告和处理。

12.医疗机构发生医院感染暴发时,所在地的疾病预防控制机构应当及时进行流行病学调查,查找感染源、感染途径、感染因素,采取控制措施,防止感染源的传播和感染范围的扩大。

第三章　传染病涉及的重点部门医院感染控制

第一节　门急诊的医院感染控制

一、门诊的医院感染控制制度

1. 根据医院的特点制定本院的门诊医院感染控制制度。

2. 医务人员每次诊疗操作前后均应认真洗手。

3. 所有诊室均须有流动水洗手设施，必要的科室应配备手消毒设施。

4. 门诊应定期对消毒药械的消毒效果进行监测。

(1)各诊室应定时通风，诊桌、诊椅、诊床、等应每日清洁，被血液、体液污染后及时消毒处理。

(2)与病人皮肤直接接触的诊床(罩)、诊垫(巾)应一人一用一清洁或消毒。听诊器应每天由医生进行消毒、血压计袖带应每周由护士进行清洁或消毒。

二、急诊的医院感染控制制度

急诊室在门诊医院感染控制制度的基础上还应做到:

1. 急诊科(室)必须与普通门诊、儿科门诊分开，自成体系，设单独出入口和隔离室。

2. 在实施标准预防的基础上根据疾病不同的传播途径采取相应的隔离措施。

3. 须建立预检制度，发现传染病人或疑似传染病者，到指定隔离室诊治，做好必要的隔离与消毒。

4. 须健全医院感染控制、日常清洁与消毒制度。

5. 各诊室应有非手触式流动水洗手和手消毒设施。

6. 各诊室应注意通风，诊桌、诊椅、诊床、平车、轮椅等应每日定时清洁(不少于两次)，被血液、体液污染时应及时消毒处理。

7. 所有急诊抢救器材应在消毒灭菌有效期内使用。一人一用一消毒或灭菌，清洁干燥保存。

8. 各种急诊监护器械的台面也应定时进行清洁消毒，遇污染后及时清洁和消毒。

三、治疗室、注射室的医院感染控制制度

1. 布局合理，清洁区、污染区分区明确，标志清楚。并设有流动水洗手设施（非手触式）或手消毒设备。

2. 无菌柜应每日进行清洁，无菌物品按灭菌日期依次放入柜内，不应有过期物品。一次性无菌用品应去除中包装，分类码放在防尘良好的柜内。

3. 医、护人员进入室内，应衣帽整洁，严格执行无菌技术操作规程。

4. 抽出的药液，启开的静脉输入用无菌液体必须注明时间，超过 2 小时不得使用。启封抽吸的各种溶酶超过 24 小时不得使用，提倡采用小包装。

5. 碘酒、酒精应密闭存放，每星期换 2 次，容器每周灭菌 2 次，开启的无菌敷料罐等使用后每日更换。

6. 治疗车上物品应排放有序，上层为清洁区，下层为污染区，进入病房的治疗车应配有快速手消毒剂。

7. 持物钳或持物镊与容器的尺寸应配套，手持部分应在罐外，使用中污染及时更换。

8. 每日清洁治疗室，地面湿式清扫，保持空气清洁。做好环境卫生学监测。

四、输液室的医院感染控制制度

输液室在注射室的基础上还应达到以下要求：

1. 布局合理，感染病人与非感染病人应分室进行输液治疗，每床、每椅之间保持一定距离。

2. 每日更换床单或椅垫（罩）并有星期一至星期日的明显标记便于患者监督，传染病一人一用一更换。

3. 生活垃圾、医用垃圾分类回收。

4. 室内通风，保持空气清洁。地面湿式清扫。

五、采血室的医院感染控制制度

1. 工作人员采血前后需用肥皂、流动水洗手。

2. 采血时须一人一针一巾一带。

3. 血污染的台面及时用消毒剂消毒。

六、换药室的医院感染控制制度

换药室（处置室）在治疗室的基础上还应达以下要求：

1. 无菌伤口与污染伤口必须分室（区）换药。

2. 换药室的器械应采用压力蒸汽灭菌。

3. 各种治疗、护理及换药操作应按清洁伤口、感染伤口、隔离伤口依次进行，特殊感染伤口如：炭疽、气性坏疽、破伤风等应就地（诊室或病室）严格隔离，处置后进行严格终末消毒，不得进入换药室；感染性敷料应放在防渗漏的污物袋内，及时焚烧处理。

七、为认真贯彻实施《传染病防治法》，保证疫情报告的及时性、准确性、完整性和传染病的科学管理，特制定传染病管理制度

1. 执行职务的医疗保健人员、卫生防疫人员为传染病责任报告人。

2. 门诊医生诊治病人，必须登记门诊日志，要求登记项目准确、完整、字体清楚。

3. 责任报告人发现甲类传染病感染性非典肺炎以及乙类传染病中的艾滋病、肺炭疽的病人、原携带者和疑似病人时，城镇 6 小时内、农村于 12 小时内以最快的通信方式向防疫站报告，并同时报出传染病报告卡。发现乙类传染病人、病原携带者和疑似病人，城镇 12 小时内农村于 24 小时内、丙类传染病 24 小时内报出传染病报告卡。

4. 责任报告人发现麻疹、白喉、百日咳、脊灰、流脑、乙脑、伤寒及副伤寒、钩体、疟疾、出血热等重点管理的传染病及疑似病人，以最快方式报告防疫站并配合检诊。

5. 责任报告人填写传染病报告卡片应准确、完整、字体清楚，在规定时间内及时交医院指定的疫情管理人员。

6. 诊治传染病病人时，要按规定做好消毒、隔离措施。

7. 疫情管理人员要按规定做好疫情的收集报告工作，每月一次传染病漏报自查，做好门诊日志、疫情旬报、传染病花名册、自查统计、奖惩情况等资料并存档。

8. 责任报告人、疫情管理人、医院负责人不履行职责，违反以上规定，按《染病防治法》有关规定予以处理。

第二节　发热门诊的医院感染控制

1. 发热门诊相对独立，严格三区划分，分为污染区、半污染区、清洁区。设有效的隔离屏障，安装适量的非手触式洗手设施。

2. 发热门诊诊室“三固定”：人员相对固定，器械物品固定，收集污物设施固定。

3. 每日开窗换气 2～3 次 / 日，紫外线空气消毒 2～3 次，每日清洁、消毒各物体表面。地面湿式清扫。每日操作结束后应对操作房间进行终末消毒处理。

4. 使用的清洁工具（拖布、扫把、抹布等）标识明显，分别清洗，定点放置，定期消毒，不得交叉使用。

5. 空调及空气消毒器过滤板、过滤网定期清洗，保持清洁。窗帘定期清洗，保持清洁。

6. 定期开展环境卫生学监测。使用中的含氯消毒剂每日监测其有效浓度。紫外线灯管每两周进行一次酒精擦拭，保持清洁；每半年监测紫外线灯管强度一次。

7. 医务人员工作时间应衣帽整洁。操作时必须戴工作帽和口罩，严格遵守无菌操作规程。

8. 正确使用消毒剂、消毒器械、卫生用品和一次性使用医疗用品。一次性使用医疗用品用后应当及时进行无害化处理。

9. 进入人体组织或无菌器官的医疗用品必须灭菌；注射器、针灸针、针头采用一人一针一管，一人一用一灭菌。凡接触皮肤、黏膜的器具和用品必须达到消毒。

10. 抽出的药液放置不要超过 2 小时，开启的无菌溶液须在 2 小时内使用，各种溶酶均不得超过 24 小时，并注明开启时间。

11. 碘酒、酒精应密闭保存，每周更换 2 次，容器每周灭菌 2 次，无菌器械保存液每周更换 1 次，容器每周灭菌 1 次。置于容器中的灭菌物品（棉球、棉签、纱布等）一经打开，保存时间不超过 24 小时。

12. 每次接诊病人后，要更换手套或者进行手消毒。每次接诊疑似或者确诊传染病人，要更换隔离衣、手套、口罩、护目镜、鞋套等。

13. 医疗用品（体温计、血压计、听诊器等）要专人固定使用，每次使用后立即消毒。

14. 离开发热门诊，工作人员应消毒、洗澡、更衣后离开。必要时医学留观。

15. 加强职业防护，执行标准预防。防止职业暴露。如发生职业暴露后按照工作规范与流程进行处理。

16. 严格执行疫情报告制度。

第三节　检验科的医院感染控制

一、加强实验室生物安全防护，实验室内布局设计合理

（一）区域布局合理

1. 严格区分清洁区、污染区、半污染区，各区洁具专用，抹布分区放置，拖把系上不同颜色标签，严禁清洁区和污染区的混用；控制非本室操作人员的进入。

2. 离心机、振荡器严格放在有气流外排、便于操作的实验台上，防止气溶胶污染；科学的安装排气扇、空调等电器，减少因空气流通不畅造成的对实验室内的污染，同时安装空气消毒设施，定时消毒。

（二）标本流程的管理

检验科作为医院重要的医技科室，每天接送、汇集、处理大量带有病原体的临床标本，所有临床送检标本均由 3 名经过医院感染专业培训的人员负责收集运送，配置专用卫生器具及防护用品，按规定时间、路线到各临床科室收集，对盛装标本的卫生器具严格定位放置，并按要求及时清洗、消毒。各实验室工作人员对标本检验前、中、后的处理制出安全防护流程表，并张贴在实验室墙壁。接送标本窗台的玻璃窗应安装与外墙

齐，不留外窗台，防止患者将标本乱丢乱弃，形成新的污染源。对标本、培养物外溢、溅泼或器皿打破造成的污染，应立即采用1000～2000 mg/L含氯消毒剂或0.2%～0.5%过氧乙酸溶液洒于污染表面30～60分钟，清理污染物的拖把用后须用上述消毒液浸泡60分钟。

（三）医用垃圾的消毒管理

1.区分医用与生活垃圾

医用垃圾与生活垃圾分开存放，各种污物、废弃物应分类收集、处理。一次性医疗废物应根据用量大小分别放置在不同规格的黄色防漏医用塑料袋内，生活垃圾放置在黑色塑料袋内，由专人负责送往医院的焚烧炉中焚毁；盛装垃圾的桶具安排工作人员定期消毒；各种自动化仪器产生的医疗废物参照仪器的维护、消毒要求和《消毒技术规范与法规》进行。

2.明确医疗废物分类

医疗废物分5类，即感染性、病理性、化学性、损伤性和药物性。对于胸腹水、尿液、分泌物等感染性、病理性、化学性废弃物应放在自制消毒容器内，贴上废物警示标识；损伤性废物放在特制的黄色塑料利器盒内，锐器投放口保证只进不出，有一定厚度且不易摔破，盒外有醒目的医疗废物警示标识。

3.过程管理

微生物室医用垃圾由专人、专用消毒容器、定期收集，定点销毁。整体灭菌过程中，所有步骤和所用材料均有完整有效的记录，而且灭菌过程中的每个步骤操作均由受过专业训练的人员完成。

二、加强个人生物安全防护

（一）严格执行临床实验室操作规程

强调双向防护，保障医疗安全，既要防止疾病从患者传至医务人员，又要防止疾病从医务人员传至患者。在采集血液标本时，采血者必须穿工作服、戴口罩、帽子、手套，严格执行静脉采血操作规程。手要实行严格消毒，使用专用的快速手消毒剂，改进洗手设施，执行多步洗手法，配置感应式手烘干机，禁止使用公共毛巾。

（二）避免锐器伤

医务人员职业暴露监测分析，针刺和锐器伤占职业暴露原因中的80.26%，锐器损伤传播职业性血源性传染病的危险远远大于皮肤和黏膜接触。因此，加强操作规范是每位采血人员必备的基本功。检验人员针刺伤发生率虽然低于护士锐器刺伤率，但检验科日常使用的吸管、试管、滴管、平皿等玻璃制品很多，工作中稍有不慎就可能被划伤，一旦该样本含血源性传播的病原体，检验人员感染血源性传染病的可能性就极大增高。医务人员被针刺伤是职业暴露乙型肝炎、丙型肝炎、艾滋病等血源性传染病的主要原因。所以，检验人员在分离标本时要认真操作，仔细观察，观察玻璃试管的安全状态，用两只手配合打开胶塞盖，不能忙乱。对装有污染针具、利器的容器在丢弃之前必须消毒、一旦发生意外刺伤时，须进行有效的处理，实施局部处理措施后，及时上报医院感染管理科登记并进行治疗。

三、人员管理具体要求

1. 工作人员须穿工作服，操作时戴口罩、帽子，必要时戴手套。

2. 进入隔离间，穿隔离衣、胶鞋、戴手套并严格执行实验室操作规程。

3. 工作人员下班时应整理好各室内务，消毒洗手后离开。

4. 工作人员严格执行医学检验中心有关操作规程。保持室内清洁卫生，每天对空气、各种物体表面及地面进行保洁处理，湿式清扫，遇有污染时立即消毒、清洗。

5. 无菌间、生物安全柜、超净台的紫外线必须保持清洁并定期消毒。无菌间应配备空气消毒设备，超净台的紫外线消毒灯应定期监测有效强度，按要求记录。

四、消毒隔离

1. 建立健全科室医院感染控制，防止微生物扩散及个人防护等生物安全制度，并严格执行。

2. 必须使用具有国家规定资质的一次性检验用品，并在有效期内使用，且不得重复使用；存放时须拆除外包装后，方可移入无菌物品存放柜，使用后按《医疗废物管理条例》规定进行无害化处置。

3. 严格执行无菌操作规程，对每位病人操作前后进行无害化处置。

4. 重复使用的器具用后，必须无害化彻底清洗干净后再消毒或灭菌。

5. 废弃的病原体培养基，菌、毒种保存液及标本等，必须就地消毒灭菌，按卫生行政部门的有关规定进行转运、暂存或焚烧。

6. 菌种、毒种按《中华人民共和国传染病防治法》《病原微生物实验室生物安全管理条例》管理；各种传染性标本、污染物、一次性注射器等按照医疗废弃物有关规定处理。

7. 在进行特殊传染病检查后，应及时消毒，如有场地、工作服或体表被污染时，应立即处理，防止扩散，并视污染情况向有关职能部门报告。

8. 使用中的消毒液保持有效浓度，根据其性能定期监测；定期对消毒灭菌效果进行监测，符合卫生部《消毒技术规范》要求。

9. 无菌物品与非无菌物品分开存放，灭菌物品包外贴指示胶带，并标明灭菌日期、失效日期、操作人员姓名及无菌包名称等。

五、传染病日常管理

1. 每月定期将前一个月的病毒性肝炎标志物、HIV 抗体、梅毒抗体等检测病例数上报至医院感染管理科。

2. 建立传染病阳性登记簿，每天传染病的阳性病例予以详细登记、备查。

3. 传染病阳性结果的检验单必须与检验单开具医生进行交接登记。

4. 遇特殊传染病例阳性结果及本地罕见的或3年内一直未曾发生过的病原微生物请及时与医院感染管理科联系。

六、细菌耐药监测

1. 微生物实验室应保留临床分离细菌对抗菌药物敏感性试验结果，至少每半年进行统计分析，并将分析结果及时反馈给医院感染管理科和临床科室。

2. 微生物实验室至少每半年将主要目标细菌对抗菌药物的敏感、耐药情况进行年度总结分析，并将分析的结果及时反馈给医院感染管理科和临床科室。

3. 微生物实验室发现异常情况及时与医院感染管理科联系。

七、实验室操作生物危害防护标准操作规程

(一)标本运送和接收的安全操作

1. 标本容器：标本应使用防漏有盖塑料容器盛装，容器上贴标签；标本保持直立，以尽量防止泼溅。

2. 标本勿摇晃，以免溶血或溢出。

3. 运送人员运送过程中不可无故逗留或聊天，更不得打开标本运送箱。

4. 运送人员不可直接用手接触标本；不可将标本放入口袋内；不可戴手套按压电梯按钮。

5. 运送过程中，如标本打翻泼洒时，应先检查是否受伤，留于原地，立即打电话给检验科和感染管理部，让专职人员现场查看。

6. 标本接收：实验室应设置专门的标本接收窗口。

7. 打开包装：需进行接种的标本容器要在生物安全柜内打开，并准备好含氯消毒剂。容器有破碎或标本泄漏时，应立即丢弃至医疗废物容器内，并填写拒收单，通知相关部门重新采集标本。

(二)实验室的基本安全操作

所有微生物标本接种应在生物安全柜内操作，应尽量减少气溶胶和微小液滴形成。工作台上放置浸有含氯消毒液的纱布，使用后按感染性医疗废物处理。见下表。

(三)其他安全操作

1. 血清分离

(1)操作时应戴手套及护目镜。

(2)血液和血清应小心吸取，不能倾倒。

(3)移液管使用后应清洗、消毒、压力蒸汽灭菌(121℃，20分钟)后备用；如为一次性移液管则应放入感染性医疗废物容器内。

(4)带有血凝块等的废弃标本管,加盖后放入医疗废物容器内。

(5)备有含氯消毒剂以清除喷溅和溢出标本。

2.装有冻干感染性物质安瓿的开启

(1)在生物安全柜内操作。

(2)首先用75%乙醇消毒安瓿外表面。

(3)如果管内有棉花或纤维塞,可在管上靠近棉花或纤维塞的中部锉一痕迹。

(4)用浸泡75%乙醇纱布包起安瓿以保护双手,手持安瓿,从标记锉痕处打开。

(5)将顶部小心移去,放入锐器盒内。

(6)如果塞子仍然在安瓿上,用消毒镊子除去,弃于医疗废物容器内。

(7)缓慢向安瓿中加入营养肉汤以重悬冻干物,避免出现泡沫。

实验室的基本安全操作

感染性物质传播途径	材料和操作	目标	正确的操作
经呼吸道吸入	接种环	避免被接种物洒落	微生物接种环的直径为2～3mm,完全封闭,长度小于6cm以减小抖动
	接种标本	避免产生气溶胶	电子加热器消毒接种环,不应在培养基上冷却接种环
	培养基上划线	避免病原体溅起	轻轻划线
	标本涂片	避免产生气溶胶	不应直接倒在玻片上
	痰液涂片干燥	避免产生气溶胶	不用明火烧
	移液管	避免产生气溶胶	不应反复吹吸混合含有感染性物质的溶液
经消化道摄入	移液管	避免经口摄入	不应用口吸移液管
	实验材料	避免经口摄入	不应将实验材料置于口内,不应舔标签,不应在实验室内饮食和储存食品
皮肤和眼睛接触锐器损伤	戴手套	避免接触感染性物质	应戴一次性手套,避免触摸口、眼及面部
	皮下注射针头	避免意外注入感染性物质	减少使用注射器和针头;用过的针头不应折弯、剪断、折断,重新盖帽、从注射器取下,不应用手直接操作;注射器不应用于移液
	针头、玻片以及破碎的玻璃	避免意外受伤	丢弃在锐器盒中
	血培养瓶	避免意外受伤	针刺入瓶时注意安全

第四节　放射科的医院感染控制

一、工作人员要求

1. 在接触患者前后，应彻底洗手。

2. 工作期间，无法至洗手台洗手时，可用快速洗手消毒液搓揉消毒双手。

3. 非本单位的工作人员，不得随意进入检查室。

4. 工作人员若患有传染性疾病时，应报告医务科，根据情况暂离工作岗位。

二、环境

1. 拖地和清洗地面前，需先将垃圾扫除，避免尘埃飞扬。

2. 一般地面只需以清水拖把擦拭，如有血迹、粪便、体液等污染，应用1000mg/L含氯消毒液拖地。

3. 桌面和检查台面须每日以500mg/L含氯消毒液擦拭。

三、用物

1. X光摄影机外层应每天清洁，如接触传染病患者后，接触部分亦应以消毒湿巾或按产品说明书2000mg/L含氯消毒液擦拭。

2. 用后即丢之用品不可重复使用，并应依“医院废弃物处理规定”执行。一般可燃性废弃物及感染性废弃物采用黄色塑料袋盛放。

3. 执行治疗检查需接触患者黏膜组织或穿入皮肤时，都应使用无菌物品。

4. 所有必须无菌操作的物品，须先经消毒或灭菌。

5. 需每日检查无菌物品的有效期及无菌溶液的外观，若已受污染时，则应重新灭菌或丢弃。

6. 空针及针头的处理

(1)用后的针头、空针应视为具传染性物品，不可故意折毁或弯曲，并应分开丢弃于利器盒放内，放入黄色垃圾袋内，由专人收走作适当处理。

(2)刀片的处理与针头相同，应丢入利器盒内，放入黄色垃圾袋内，由专人收走作适当处理。

7. X光匣接触传染性患者后，应以消毒湿巾或按产品说明书2000mg/L含氯消毒液擦拭。

四、病人的处理

1. 接触开放性伤口时，应戴无菌手套。

2. 病患需采取呼吸道隔离及肺结核病人隔离时，工作人员必须戴口罩，并遵照隔离技术执行。

3. 常规放射线检查。

(1)避免钡剂受环境的污染。

(2)使用钡剂，若患者呕吐物或泄出物污染环境时，应以2000mg/L含氯消毒液擦拭。

4. 诊疗放射线作业

(1)执行具有诊疗性的医疗措施，须采取无菌技术。

(2)执行时应尽量减少患者的皮肤黏膜受到创伤。

(3)为身体状况较差之患者做检查时，应以无菌水稀释钡剂。

(4)执行如血管摄影、超声波穿刺经皮穿肝胆管摄术及引流术、经皮肾造口、关节腔摄影等之检查或治疗时：

①导管室(含介入治疗)的医院感染管理与手术室要求相同。

②进入检查室执行检查或治疗之工作人员，应先洗手、戴帽子、口罩及无菌手套。

③非参与工作人员不得穿梭于检查室内。

④完成后，应脱下手术衣等穿着，再进行另一检查或治疗时应穿戴新的一套。

⑤检查或治疗后，应清洁台面、地面及仪器等表面。

⑥根据《医疗器械监督管理条例》一次性使用导管不得重复使用。

⑦国家药品监督管理部门审批的产品，其说明书未界定一次性使用的导管，应按去污染、清洗、灭菌的程序进行处理。

⑧导管应编号、记录使用情况。

⑨用过的各类导管经高效消毒剂消毒后用高压水枪冲洗。

⑩检查导管的长度，表面是否光滑、打折，用放大镜检查有无裂痕，管腔有无阻塞。

⑪用含酶清洗液浸泡、清洗，蒸馏水高压冲洗，高压气枪干燥。

⑫用密封袋密封，低温等离子灭菌，监测合格，注明灭菌日期及失效期。

⑬电极导管要检查测试导电性，并记录结果。

⑭传染病人用过的导管不得重复使用。

第五节　内窥镜室的医院感染控制

一、内镜诊疗及清洗消毒人员应具备内镜清洗消毒知识，接受相关的医院感染管理知识培训

二、清洗消毒室与诊疗室应分开设置，通风良好

(一)清洗消毒室应配备相应清洗消毒设备

1. 基本清洗消毒设备：专用流动水清洗消毒槽、全管道灌流器、各种内镜专用刷、压力水枪、压力气枪（硬镜必备）、测漏仪器、计时器、擦镜台、干燥设备、相应的消毒及灭菌器械、纱布等消耗品、动力泵、超声波清洗器、内镜自动清洗消毒机、内镜及附件运送容器、内镜与附件储存库（柜）、纯化水、无菌水系统。（参照 WS 507—2016《软式内镜清洗消毒技术规范》5. 3. 6）

2. 医用清洗剂：适用于软式内镜的低泡医用清洗剂；可根据需要选择特殊用途的医用清洗剂，如具有去除生物膜作用的医用清洗剂。不同部位内镜的清洗消毒设备、储镜柜应分开。（WS 507—2016《软式内镜清洗消毒技术规范》5. 3. 11c）

3. 消毒剂应满足以下要求：①适用于内镜且符合国家相关规定，并对内镜腐蚀性较低；②可选用邻苯二甲醛、戊二醛、过氧乙酸、二氧化氯、酸性氧化电位水、复方含氯消毒剂，也可选用其他消毒剂。（WS 507—2016《软式内镜清洗消毒技术规范》5. 3. 11e）

4. 灭菌剂应满足以下要求：①适用于内镜且符合国家相关规定，并对内镜腐蚀性较低；②可选用戊二醛、过氧乙酸，也可选用其他灭菌剂。（WS 507—2016《软式内镜清洗消毒技术规范》5. 3. 11f）

5. 干燥剂：应配备 75%～95%乙醇或异丙醇。（WS 507—2016 《软式内镜清洗消毒技术规范》5. 3. 11h）

（二）诊疗室应设置合理，配备基本设施

1. 每个诊疗单位应包括诊查床 1 张，主机（含显示器）、吸引器、治疗等车。

2. 软式内镜及附件数量应与诊疗工作量相匹配。

3. 灭菌内镜的诊疗环境至少应达到非洁净手术室的要求。

4. 应配备手卫生装置，采用非手触式水龙头。

5. 应配备口罩、帽子、手套、护目镜或防护面罩等。

6. 宜采用全浸泡式内镜，使用一次性吸引管。

7. 不同系统（如呼吸、消化系统）软式内镜的诊疗工作应分室进行。

8. 诊疗室的净使用面积≥20m²。

（三）在行支气管镜检查术过程中，医务人员应穿戴防护用具，包括隔离衣或防水围裙、口罩、护目镜和手套。（成人诊断性可弯曲支气管镜检查术应用指南 2019 版）

（四）内镜室应当做好内镜清洗消毒的登记工作，应记录每条内镜的使用及清洗消毒情况，包括：诊疗时期、患者标识与内镜编号（均应具唯一性）、清洗消毒的起止时间以及操作人员姓名等。（WS 507—2016《软式内镜清洗消毒技术规范》7.6.1）

（五）消毒剂或灭菌剂浓度检测

①应遵循产品使用说明书进行浓度监测；②产品说明书未写明浓度监测频率的，一次性使用的消毒剂或灭菌剂应每批次进行浓度监测；重复使用的消毒剂或灭菌剂配

制后应测定一次浓度，每次使用前进行监测，消毒内镜数量达到规定数量的一半后，应每条内镜消毒前进行测定。（WS 507—2016《软式内镜清洗消毒技术规范》7.2.1）

(六)内镜消毒质量监测

①消毒内镜应每季度进行生物学监测；②监测方法应遵循 GB 15982 的规定，消毒合格标准：菌落总数≤20CFU/件。（WS 507—2016《软式内镜清洗消毒技术规范》7.3）

三、软式内镜清洗和消毒(灭菌)标准操作规程

(一)预处理流程

1. 内镜从患者体内取出后，在与光源和视频处理器拆离之前应立即用含有清洗液的湿巾或湿纱布擦去外表面污物，擦拭用品应一次性使用；

2. 反复送气与送水至少 10 秒钟；

3. 将内镜的先端置入装有清洗液的容器中，启动吸引功能，抽吸清洗液直至其流入吸引管；

4. 盖好内镜防水盖。

(二)测漏流程

1. 取下各类按钮和阀门；

2. 连接好装置，并注入压力；

3. 将内镜全浸没于水中，使用注射器向各个管道注水，以排出管道内气体；

4. 首先向各个方向弯曲内镜先端，观察有无气泡冒出；再观察插入部、操作部、连接部等部分是否有气泡冒出；

5. 如发现渗漏，应及时保修送检；

6. 测漏情况应有记录；

7. 也可采用其他有效的方法。

(三)清洗流程

1. 将内镜放入水洗槽，在流动水下彻底冲洗，用纱布擦洗镜身及操作部。纱布一用一换；

2. 取下活检入口阀门、吸引器按钮和送气送水按钮，用清洁毛刷彻底刷洗活检孔道和导光软管的吸引器管道 3 次，刷洗时应两头见刷毛，并清洗刷头上的污物，清洗刷一用一消毒；取下的各类阀门、按钮用清水冲洗干净并擦干；

3. 安装全管道灌流器、管道插塞、防水帽；

4. 吸流动水注入送气送水管道；

5. 用气枪吹干活检孔道的水分并擦干镜身；

6. 内镜附件如活检钳、细胞刷、切开刀、导丝、碎石器、网篮、造影导管、异物钳等使用后，先放入清水中，用小刷刷洗钳瓣内面和轴节处，清洗后擦干。

(四)漂洗流程

1. 将清洗后的内镜连同全管道灌流器、按钮、阀门移入漂洗槽内;

2. 使用动力泵或压力水枪充分冲洗内镜各管道至无清洗液残留;

3. 用流动水冲洗内镜的外表面、按钮和阀门;

4. 使用动力泵或压力气枪向各管道充气至少 30 秒,去除管道内的水分;

5. 用擦拭布擦干内镜外表面、按钮和阀门,擦拭布应一用一更换。

(五)消毒灭菌流程

1. 将内镜连同全管道灌流器,以及按钮、阀门移入消毒槽,并全部浸没于消毒液中;

2. 使用动力泵或注射器,将各管道内充满消毒液,消毒方式和时间应遵循产品说明书;

3. 更换手套,向各管道至少充气 30 秒,去除管道内的消毒液;

4. 使用灭菌设备对软式内镜灭菌时,应遵循设备使用说明书。

(六)终末漂洗流程

1. 将内镜连同全管道灌流器,以及按钮、阀门移入终末漂洗槽;

2. 使用动力泵或压力水枪,用纯化水或无菌水冲洗内镜各管道至少 2 分钟,直至无消毒剂残留;

3. 用纯化水或无菌水冲洗内镜的外表面、按钮和阀门;

4. 采用浸泡灭菌的内镜应在专用终末漂洗槽内使用无菌水进行终末漂洗;

5. 取下全管道灌流器。

(七)干燥流程(参照 WS 507—2016《软式内镜清洗消毒技术规范》6.2)

1. 将内镜、按钮和阀门置于铺设无菌巾的专用干燥台,无菌巾应每 4 小时更换 1 次;

2. 用 75%～95%乙醇或异丙醇灌注所有管道;

3. 使用压力气枪用洁净压缩空气向所有管道充气至少 30 秒,至其完全干燥;

4. 用无菌擦拭布、压力气枪干燥内镜外表面、按钮和阀门;

5. 安装按钮和阀门。

(八)储存(参照 WS 507—2016《软式内镜清洗消毒技术规范》6.5)

1. 内镜干燥后应储存于内镜与附件储存库(柜)内,镜体应悬挂,弯角固定钮应置于自由位,并将取下的各类按钮和阀门单独储存。

2. 内镜与附件储存库(相)应每周清洁消毒 1 次,遇污染时应随时清洁消毒。

3. 灭菌后的内镜、附件及相关物品应遵循无菌物品储存要求进行储存。

(九)内镜清洗消毒机操作流程(参照 WS 507—2016《软式内镜清洗消毒技术规范》(以下简称规范)6.3)

1. 使用内镜清洗消毒机前应遵循 6. 2. 1～6. 2. 4 的规定对内镜进行预处理、测漏、清洗和漂洗。

2. 清洗和漂洗可在同一清洗槽内进行。

3. 内镜清洗消毒机的使用应遵循产品使用说明书。

4. 无干燥功能的内镜清洗消毒机，应遵循《规范》6.2.7 的规定进行干燥。

(十)全自动清洗消毒机，符 GB 30698 要求，应符合以下要求

1. 应具备清洗、消毒、漂洗及自身消毒功能。

2. 具备测漏、水过滤、干燥剂数据打印功能。

四、硬式内镜清洗和消毒(灭菌)标准操作规程

(一)预处理

1. 使用后立即用湿纱布擦去外表面污物，置于封闭、防渗漏的容器中送内镜清洗消毒室处理。

2. 特殊感染性疾病患者使用后的内镜应双层封闭包装并注明感染性疾病名称，在清洗间进行特殊处理。

(二)冲洗

1. 用流动水彻底清洗并擦干。

2. 将擦干后的内镜置于多酶洗液中浸泡。

3. 内镜管腔应用高压水枪冲洗，可拆卸部分必须拆开清洗，并用超声清洗机清洗2～5 分钟。

4. 器械的轴节部、弯曲部、管腔内用软毛刷彻底轻柔刷洗。

(三)漂洗

含酶洗液浸泡后的内镜，用高压水枪冲洗各管道，同时冲洗内镜的外表面，再用气枪向各管道冲气干燥，用干净布类擦干内镜的外表面。

(四)消毒或灭菌

1. 内镜的灭菌可用预真空压力灭菌器、低温等离子体、消毒剂浸泡等方法。

2. 用消毒剂进行消毒或灭菌时，器械的轴节应充分打开，管腔内应充分注入消毒液。常用消毒剂及作用时间参见《医院常用液体消毒剂使用标准操作规程》。

(五)终末漂洗

消毒的内镜可用气枪等设备干燥；灭菌的内镜应用无菌巾擦干。

(六)储存

1. 带包装的内镜及附件应按无菌物品储存。

2. 裸露灭菌的内镜及附件应储存于密闭无菌容器中，有效期不超过 4 小时。

3. 裸露消毒的内镜应储存于密闭消毒容器中，有效期不超过 1 周。

五、内镜清洗剂选择标准操作规程

1. 应选择液体多酶清洗剂，液体多酶清洗剂应符合以下几点：

(1)应有足够的酶含量，酶含量宜在40%以上。

(2)至少应含4种酶(蛋白酶、淀粉酶、脂肪酶、糖酶)，这样才能有效分解内镜和附件上所有生物污染物(血液、脂肪、蛋白质、糖)。

(3)不应含有毒添加物，如乙二醇。

(4)应透明、易冲洗，无残留。

(5)pH值应为中性或弱碱性。

2. 机洗和手洗均应选用低泡多酶清洗剂，但机洗宜优先选择内镜清洗机厂家推荐使用的酶清洗剂。

3. 诊疗量多时宜选择分解速度快、浸泡时间短的多酶清洗剂。

4. 选用多酶清洗剂前应先了解当地的水质状况，水质较硬的区域宜选择受水质影响较小的酶清洗剂。

5. 应选择有良好性价比的酶清洗剂，清洗效果和价格相同时，应考虑酶清洗剂分解时间和附加功能(如防锈)、软硬水适应性、水温等。

6. 配制中的注意事项：

(1)应根据多酶清洗剂产品说明书，选择适宜水温的水配制多酶洗液，温度较低时应注意保持使用温度，增加酶的活性。

(2)应根据内镜的污染程度和多酶清洗剂产品说明书配置合适浓度的多酶洗液。若内镜污染较重，可适当增加酶的浓度或延长浸泡时间。

(3)应根据当地的水质情况配置合适浓度的多酶洗液，水硬度越高，酶浓度亦应越高。

第六节　血液净化中心的医院感染控制

一、建筑布局

布局合理，设有普通病人血液透析间(区)、隔离病人血液透析间(区)、治疗室、水处理室、储存室、办公室、更衣室、待诊室、处置间、污洗间等分开设置。

二、人员管理

(一)医护人员的管理

1. 工作人员进入血液净化室时应穿工作服、工作鞋、操作时戴口罩、戴帽子。

2. 严格执行《医务人员手卫生规范》。

3. 严格执行无菌操作，并按照标准预防的原则，落实个人防护措施。

4. 每年对工作人员进行HBV、HCV、HIV等经血传播疾病相关标志物的检查和免疫注射。

5. 加强医护人员消毒灭菌知识和医院感染知识的培训，提高个人防护和医院感染控制意识。

(二)患者的管理

1. 患者应更换清洁拖鞋后方能进入透析室，非患者必须用品不得带入透析室内。

2. 在进行首次透析治疗前及透析治疗后每年对患者进行经血传播疾病相关标志物的检查，病毒性肝炎、艾滋病、结核病患者透析应在隔离透析间内进行，固定床位，急诊患者应专机透析。

3. 对透析中出现发热反应的患者，及时分析原因，必要时进行血培养和透析液培养，查找感染源，采取控制措施。

三、工作环境及质量控制管理

(一)环境管理

1. 保持室内清洁、干燥，室内每日通风换气不少于2次，限制流动人员，治疗和护理操作时禁止探视。

2. 透析室地面、桌面、透析机表面等物体表面保持清洁；有血液、体液及分泌物污染时用500mg/L的含氯消毒液擦拭，床单、被套及枕套一人一用一更换，做到每班清场。

(二)透析设备的使用管理

1. 加强透析液制备输入过程的质量控制。定期监测消毒剂有效浓度；消毒剂配制和保存方法适当，有效含量准确。盛放消毒剂的容器定期消毒或灭菌。

2. 每透析一人次应根据透析机的型号和要求进行清洗消毒。

3. 每月对透析用水、透析液等进行细菌学监测，每季度对透析液内毒素进行检测。

4. 禁止一次性使用的透析器、管路重复使用，可重复使用的透析器按照《血液透析器复用操作规程》合理复用；急诊透析患者、HBV、HIV阳性患者使用的透析器不可复用；丙肝复用应有专用复用间。

(三)水处理系统的维护与消毒

水处理设备包括前处理、反渗机，前处理包括沙滤装置、除铁装置、吸附装置、过滤器、离子交换装置等。

1. 水处理系统必须进行日常维护。在细菌超过50CFU/ml或内毒素超过1EU/ml应提前进行干预并监测水质。提倡在供水管路中安装内毒素过滤器。水处理系统维护的主要包括：

(1)反渗机和供水管路的清洗、消毒；

(2)前处理的再生与更换；

(3)反渗膜的清洗与更换。

2. 根据设备的要求定期对水处理系统进行冲洗、消毒并登记，发现问题及时处理。

(1)沙滤器每周多次或每天进行反冲，防止沙滤器阻塞，影响出水压力和过滤器。

(2)水处理系统消毒应该包括反渗机本身和供水系统，建议至少每 6 月进行一次。

四、内镜清洗消毒机操作流程(参照 WS 507—2016《软式内镜清洗消毒技术规范》6.3)

1. 使用内镜清洗消毒机前应遵循上述标准的规定对内镜进行预处理、测漏、清洗和漂洗。

2. 清洗和漂洗可在同一清洗槽内进行。

3. 内镜清洗消毒机的使用应遵循产品使用说明书。

4. 无干燥功能的内镜清洗消毒机，应遵循上述规定进行干燥。

第七节　手术室的医院感染控制

一、手术室控制感染原则

1. 手术室建筑布局应符合国家的相关标准，满足手术室污染控制的要求，有条件的医院可设负压(隔离)手术间。

2. 根据手术室洁净等级与感染的风险合理安排手术的区域与台次，有条件的医院关节置换、器官移植、神经外科、心脏外科和眼科等手术宜在特别洁净手术间进行。

3. 手术室应建立医务人员感染控制基本知识岗前培训制度、手术人员手卫生制度、感染手术的管理制度、医护人员职业安全制度、外来器械管理制度等预防医院感染制度，手术室清洁消毒隔离制度、手术部参见附录 A。

4. 无菌手术与污染手术必须分室进行；如果不得不同室进行，必须严格执行先无菌，再污染的顺序。

二、环境污染控制

1. 建筑与布局的要求

(1)手术室应独立成区，与临床手术科室相邻，与放射科、病理科、消毒供应中心、血库等部门间路径便捷，出入路线应符合洁污分开、医患分开的原则。

(2)根据环境卫生清洁等级，严格划分三个区域，即非限制区、半限制区、限制区，区与区之间用门隔开，设立明显分界标志。

(3)手术室入口要符合无菌要求　工作人员按规定换鞋后才能进入清洁区域。洁污交替地带要有隔离带。接送患者用双车法，在手术室入口处使用交换车，或在入口处设去除污染装置。

(4)三条通道,即工作人员通道、手术病人通道、物品供应通道。

(5)手术间的要求　手术间应需要分设无菌手术间、一般手术间和感染手术间。手术间只允许设置必要的器械和物品,如手术床、无影灯、麻醉机、输液架、电源等设施。

(6)医院根据规模、性质、任务需求可设置一般手术室和(或)洁净手术室。

(7)每个手术间应设1张手术台。

(8)应设置外科洗手设施,洗手设施应符合WS/T313要求。

(9)手术室应具有维持围手术期患者体温的基本设施。

(10)一般手术室要求

①墙面应平整,应采用防潮、防霉、不积尘、不产尘、耐腐蚀、易清洁的材料。墙面下部的踢脚应与地面成一整体,踢脚与地面交界的阴角应做成R≥30mm的圆角,墙体交界处的阴角应成小圆角。

②地面应平整、防水采用耐磨、耐腐蚀、易清洁、浅色材料,做防水,不应有开放的地漏。

③吊顶不应采用多缝的石膏板。

④门窗密闭性好,不应随意开启。

(11)洁净手术间的建筑设施应符合GB 50333要求。

(12)负压手术间应位于手术室的一端,自成区域并设缓冲间。

2.物体表面的清洁和消毒

(1)应采取湿式清洁消毒方法。

(2)清洁消毒用品应选择不易掉纤维的织物,不同区域宜有明确标识、分开使用,用后清洗消毒并干燥存放。

(3)每天清晨应对所有手术间环境进行清洁。每周至少一次彻底清扫,全部物品移出手术室,擦洗干净;地面用水冲刷;墙壁门窗等均擦拭干净。每月彻底清扫后进行空气培养,以监测卫生效果。

(4)手术间所有物体表面,如无影灯、麻醉机、输液架、器械牛、地面等宜用清水擦拭,并在手术开始前至少30分钟完成。

(5)手术中尽量避免血液、体液污染手术台周边物体表面、地面及设备,发生可见污染或疑似污染时应及时进行清洁消毒。

(6)每台手术后应对手术台及周边至少1～1.5米范围的物体表面进行清洁消毒。

(7)全天手术结束后应对手术间地面和物体表面进行清洁消毒。

(8)每周应对手术间地面和物体表面进行清洁消毒,参见附录B。

(9)克雅病、气性坏疽、呼吸道传染病及突发原因不明的传染性疾病患者手术结束后,应按 GB 19193 要求进行终末消毒,一般手术间通风时间不少于 30 分钟;洁净手术间自净时间不少于 30 分钟。

3. 空气的污染控制

(1)手术进行中手术间的门应保持关闭状态。

(2)有外窗的一般手术间每天手术结束后,可采用自然通风换气,通风后进行物体表面清洁消毒,也可采用卫生主管部门批准的空气消毒装置。

(3)设有空气消毒机的手术间,每天手术开始前和手术结束后各开机 2 小时,每台手术中间开机 30 分钟。

(4)一般手术间空调系统的排风口与送风口应采取防止管道污染的有效措施。

(5)洁净手术间各功能区域的空气净化系统应独立设置。

(6)洁净手术间空气净化系统的排风口应设低阻中效或中效以上过滤设备。

(7)空气净化系统的送风末端装置应有阻漏功能,实现零泄漏。不宜使用非阻隔式净化装置。

(8)负压手术间应采用独立空气净化系统,新风口和排风口间距离不少于 10 米,应采用零泄漏负压高效的排风设备。

(9)负压手术间内宜配备专门控制、收集、过滤、排放气溶胶和外科烟雾的装置。

(10)洁净手术间空气净化系统的日常管理。

①洁净手术间空气净化系统的日常管理和维护应由专业技术人员负责。

②空气处理机组的普通送风口应每月检查、清洁。当送风末端出风面被污损时应及时更换。

③当测压孔或微压计显示的压差达到需更换的设定参数时,应更换过滤器。

④非自动清洁的初效滤网应 2 天清洗一次并无肉眼可见的毛絮等附着物。

⑤每天术前应记录洁净手术间的静压差、风速、温度、湿度。

⑥连台手术,按 2.7 的要求进行物体表面清洁消毒,间隔时间不少于 30 分钟。

⑦空气净化装置应在有效期内使用,按生产厂家的说明进行维护并定期更换,污染后及时更换。

⑧负压手术间使用后,参见附录 E 进行处理。

三、人员管理

1. 人员管理

(1)手术室人员配备应符合国家卫生健康委员会有关规定。

(2)医护人员、工勤人员应定期接受医院感染预防与控制知识的培训并进行考核。

(3)应限制与手术无关人员的出入,进入限制区的非手术人员应按照人员流动路线要求,在限制范围内活动。

(4)洁净手术间应在满足手术基本需要的情况下严格控制人数。

(5)患有急性上呼吸道传染性疾病、皮肤疖肿、皮肤渗出性损伤等处于感染期的医务人员不得进入手术室的限制区。

(6)参加手术人员在实施手术前应做好个人的清洁。

(7)手术中避免人员频繁走动、高声喧哗。

(8)手术中不应随意出入手术间。

(9)参观人员管理:

①参观人员及临时需要进入限制区的人员应在获得手术室管理者批准后由接待人员引导进入,不应任意互串手术间。

②参观人员与术者距离应在30厘米以上,参观人数每手术间不应超过3人。

2.人员着装要求

(1)工作人员进入手术室,应更换手术室提供的专用刷手服、鞋帽、外科口罩等;服装面料应符合舒适、透气、阻水、薄厚适中、纤维不易脱落、不起静电的要求,每日更换,污染后及时更换。

(2)参与手术人员更衣前应摘除耳环、戒指、手镯等饰物,不宜化妆。

(3)手术室内穿衣和外出衣应分室挂放,衣物定期分开清洗消毒。

(4)刷手服上衣应系入裤装内,手术帽应遮盖全部头发及发迹,口罩应完全遮住口鼻。

(5)手术室专用鞋应能遮盖足面,保持清洁干燥,每日清洁消毒,污染后及时更换。

(6)离开手术室时应将手术衣、刷手服、鞋帽、口罩脱下并置于指定位置。

3.医务人员职业安全防护

(1)应配备防止血液、体液渗透、喷溅的手术衣、防护眼镜、面罩及全遮盖式手术帽等防护用品。

(2)手术人员使用的口罩,应符合YY/0469的要求,进行空气传播性疾病患者的手术,如开放性肺结核,或产生气溶胶及大量烟雾的手术时,应佩戴一次性医用防护口罩并符合GB19083的要求。

(3)医务人员应定期体检及做必要的免疫接种。

(4)手术中可能发生大量血液、体液暴露时应穿着防渗透的手术衣,佩戴防护眼镜或面罩等。

(5)医务人员参加感染手术后,应沐浴并重新更换刷手服,再进行下一台手术。

(6)手术室应提供安全的手术器械、注射器具及其他安全辅助工具。

(7)医务人员应熟练掌握各种穿刺方法及锐利器械的操作方法,遵守操作规程,防止刺伤自己或他人。

①传递锐器时应采用间接传递法或中立区传递法。

②注射器用后不应手执回套针帽，需回套针帽时可借助工具或单手操作。

③组装拆卸锐器时应借助工具，避免徒手操作。

④实施骨科等手术时应戴双层手套或专用手套。

⑤每个手术间应备有小型利器盒，使用后的利器应及时放入利器盒中。

4. 手术患者管理

(1) 择期手术患者术前应沐浴，清洁手术部位，更换清洁患者服。

(2) 只有当毛发影响手术部位操作时才需要备皮。

(3) 备皮宜在当日临近手术开始前，选择安全的备皮器，在病房或手术室限制区外[患者准备区(间)]进行。

(4) 急诊或有开放伤口的患者，应先简单清洁污渍、血迹、渗出物，遮盖伤口后再进入手术室限制区。

四、无菌技术操作管理

1. 无菌区范围

(1) 无菌巾铺好后的器械台及手术台上方视为无菌区。

(2) 术者手术衣前面(腰以上、肩以下、腋前线前)，以及手至肘上 3 寸以下视为无菌区，手术中如怀疑无菌区域有污染应加盖无菌单。

2. 无菌器械台的铺设

(1) 铺无菌器械台前，操作者按要求着装洗手，选择宽敞、明亮的位置，确定器械车清洁干燥。

(2) 按 WS 310.3 的要求检查各种无菌包，同时将包外标识留存或记录于手术中护理记录单上；对可疑污染或灭菌不合格的器械、敷料包不应使用，并标记后退回消毒供应中心。

(3) 敷料包第一层，应由器械护士按无菌技术操作方法打开，第二层使用无菌持物钳打开，不可跨越无菌区。

(4) 无菌器械台宜使用性能要求符合 W/T0506.2 相关规定的单层阻菌隔水无菌单；若使用普通无菌单则应铺置 4 层以上。铺置时应确保无菌单四周下垂 30 厘米以上，距地面 20 厘米以上，无菌单潮湿后应视为污染。

(5) 铺设无菌器械台应尽量接近手术开始时间，超过 4 小时未用应视为污染需重新更换。无菌物品应在最接近手术使用的时间打开。

(6) 最后一层无菌单的铺设，应由穿戴好手术衣和无菌手套的医护人员完成。

(7) 手术器械、器具与用品应一人一用一灭菌，无菌持物钳及容器超过 4 小时应视为污染需重新更换。

(8) 麻醉及术中用药应盛放于专用治疗盘内，一人一用一灭菌。

3. 操作管理

(1)严格执行无菌技术操作原则和外科手消毒制度。

(2)穿无菌手术衣、戴无菌手套后，手臂应保持在胸前，高不过肩、低不过腰，双手不可交叉放于腋下。

(3)手术区皮肤消毒以手术切口为中心向外500px，由内向外、由上到下。

(4)铺巾应能保证覆盖患者身体全部，长与宽都应超过手术床 750px 以上，距地面 500px 以上。

(5)铺巾顺序应以手术切口为中心，遵循先下后上、先相对污染后相对清洁、先操作者远端后近端的原则。无菌单一旦铺好不可移动，必须移动时只能由内向外。

(6)器械护士传递无菌单时，应手持单角向内翻转遮住手背。

(7)术者各项操作应面向无菌区域，需调换位置时应采取背对背方式进行。当患者体位变动时，应重新消毒、铺设无菌单。

(8)手术过程中需更换手术衣时，应先脱手术衣再脱手套。更换手套前，应先进行手消毒。

(9)一次性无菌物品使用前应检查外包装质量、灭菌日期，以无菌方式打开后用无菌持物钳夹取放入无菌区内，不应将物品倾倒或翻扣在无菌台上。

(10)手术中对无菌物品的安全性有疑问时，应及时进行更换。

(11)取无菌溶液时，严格无菌操作，打开后应一次用完。

4. 器械管理

(1)传递无菌器械时应避开术野，在无菌区内传递，禁止术者自行拿取或从背后传递。

(2)术中应及时擦净器械上的血迹及沾染物，保持器械台干燥。

(3)接触过与外界相通的空腔脏器或其他污染部位的器械、物品视为污染，应单独放置。

五、预防性抗菌药物使用

1. 预防手术切口感染的抗菌药物应按手术类别、指征及可能引起手术部位感染的致病菌选择使用。

2. 除非必要，避免使用新的广谱抗菌药，推荐使用相对窄谱的抗菌药。

3. 不宜使用糖肽类抗菌药物作为常规外科预防用药。

4. 使用品种、剂量参考最新的《临床抗菌药物使用指南》或医院抗菌药物管理委员会建议。

5. 清洁手术宜在术前 0.5～2 小时给药，或麻醉开始时给药，如果手术时间＞3 小时，或失血量＞1500 毫升，可在术中给予第 2 剂，抗菌药物的有效覆盖时间应包括整个手术过程和手术结束后 4 小时。

6. 常规预防性应用抗菌药物的时间不应超过 24 小时。

7. 明确携带耐甲氧西林金黄色葡萄球菌的患者，施行心胸外科手术或骨科手术的围术期，可鼻内局部用药。

8. 如需在有静脉通路的肢体的近心端用止血带，预防用抗菌药物应在止血带充气之前输注完毕。

9. 剖宫产手术的抗菌药物初始剂量应在脐带夹闭后立即给予。

六、仪器设备管理

1. 手术室使用的仪器设备应由厂家提供有效的消毒灭菌方法。

2. 仪器设备应去除外包装、彻底清洁后方可进入手术室，每次使用前应检查调试并彻底清洁擦拭或消毒，参见附录 C。

3. C 型臂主机及显示器均应在手术间内。

4. 显微镜、C 型臂等术中跨越无菌区使用的设备，跨越无菌区部分应使用无菌罩，术中污染时应及时清洁消毒并覆以无菌巾。

5. 直接与患者接触的设备管路及附件用后应严格按照 WS 310.2 清洗消毒。

6. 喉镜与喉罩的消毒处理应按生产厂家提供的方法达到高水平消毒。

七、物品管理

1. 手术所用物品应由手术室管理。

2. 无菌物品应存放于手术室限制区，存放有效期应符合 WS 310.2 的规定。灭菌物品与其他物品应分开放置，按照消毒灭菌有效期的先后顺序依次摆放和使用。一次性使用物品应在限制区外去除外层包装，储存在手术室的限制区域。

3. 无菌物品与非无菌物品，必须分开放置，严防混淆。放置无菌物品的房间和橱柜，每日要清洁消毒。

4. 无菌物品外包装要有消毒标志及有效期。应有专人检查无菌物品的有效期限，超过有效期限的灭菌物品需按 WS 310.2 规定重新处理。

5. 一次性使用的无菌物品(含植入物)应为取得卫生行政主管部门批准的产品，并一次性使用。

6. 无菌物品一人一用，手术开始后，摆放到各手术台上的无菌物品不应与其他手术交叉使用。

7. 重复使用的物品应根据材质、特性和不同的灭菌方法，选择适合的包装材料，按 WS 310.2 规定清洗消毒和灭菌。

8. 重复使用的布类物品，使用后应装入防渗漏的污衣袋中送洗衣部清洗消毒。

八、手术器械管理

1. 手术器械清洗、消毒、打包、灭菌应遵循 WS 310.2 的规定。

2. 外来医疗器械应由专人接收、清点，遵守 WS 310.2 标准清洗，消毒灭菌后方可使用。使用后按 WS 310.2 规定清洗消毒后方可送出。

3. 精密手术器械和不耐热手术器械的处理应遵循生产厂家提供的使用说明或指导手册，并符合国家相关要求，参见附录 D。

4. 小型快速灭菌器不应作为手术器械的常规灭菌方法，器械不慎掉落且无法获得其他备用器械时可选择该方法。

九、消毒剂管理

1. 手术室所使用的消毒剂应取得国家卫生健康委员会消毒产品卫生许可批件，并在有效期内使用。

2. 消毒剂的使用范围应与国家卫生健康委员会消毒产品卫生许可批件的适用范围一致，使用方法应参考产品说明书，专人配置。使用中的消毒剂按《消毒技术规范》中的要求进行有效浓度的监测并记录。

3. 消毒剂应设专人管理、领取、摆放，并应与其他药品分开放置。

4. 消毒剂的保存应根据生产厂家说明书要求，选择适宜的位置、环境、温湿度等。

十、麻醉操作中的感染预防

1. 麻醉医生进入手术间前同样应更换手术衣、裤、帽、鞋，进入手术间时应戴口罩。

2. 麻醉操作前认真洗手，必要时用消毒液刷手并戴无菌手套，严格执行各项无菌操作规则。

3. 麻醉监测系统，麻醉机及其他相关设备的表面应保持清洁。所有设备每使用一次后，必须按规定进行清洗，消毒和灭菌各项操作应在麻醉工作室内进行，而且清洗、包装、干燥等均要有明显的操作区域划分。

4. 清洗前应将器械的关节打开，有管腔的器械须先将腔内通条或盖子取出。

5. 麻醉及呼吸器械应给予相应的消毒与灭菌，耐高温，湿热者可用压力蒸汽灭菌。灭菌后存放在密闭的无菌物品柜内备用。

6. 麻醉机应定期消毒处理。

7. 麻醉中使用的注射器、吸痰管等，宜采用一次性包装。所用药液则以小瓶包装为好，用过 1 次后剩余药液应废弃。

十一、特殊感染手术感染控制

1. 手术通知单上必须注明感染诊断。

2. 设专用隔离手术间，应位于远离其他手术间，且距手术室入口较近处，并挂“特殊感染”标志，对手术中不使用物品暂时转移到他处。

3. 条件允许尽量使用一次性耗材。

4. 参加手术人员要有明确分工，避免混乱。手术完毕后工作人员就特别注意手部的清洁消毒，操作过程中戴双层手套。

5. 控制人员任意进出该手术间，禁止手术间巡回护士外出，如手术过程中需添加物品，则由手术间外巡回护士取送。

6. 配合实施感染手术的手术医师、洗手护士必须佩戴护目镜，使用一次性敷料；手术过程中，手套破损立即更换；如出现职业暴露伤害立即按照职业暴露程序进行处理。

7. 刺伤后应急处理，首先采取局部处理，发生锐器伤后保持镇静，以迅速、敏捷的动作按常规脱去手套，挤压受伤部位，使部分污染血液排除，同时在流动水下冲洗，然后用0.5%碘伏消毒液涂抹伤处消毒处理。其次施行全身处理，由专业人员进行风险评估，依据评估结果选择相应的预防药物，暴露后预防治疗时间越早，越有利于降低体内病毒复制和灭活。

8. 谢绝参观、实习、减少传播扩散机会。

十二、医疗废物管理

1. 医疗废物的处理应遵照《医疗废物管理条例》及相关规定进行分类、密闭运送及暂存，相关登记保存3年。

2. 医疗废物应由专用通道或其他封闭隔离方式运送。

3. 病理废物应与其他医疗废物分别装入防渗透的医疗废物袋，并按要求标识。

4. 具备污水集中处理系统的医院，液体废物可直接排放；无污水集中处理系统的医院，应按《传染病疫源地消毒卫生标准》进行处理。

十三、环境卫生学监测

1. 一般手术室环境常规监测

(1) 每日晨由专人监测手术室温度、相对湿度并记录。

(2) 术前(包括接台手术)由专人检查(目测)限制区内(手术室、辅助间、内走廊)环境，包括地面、台面、墙壁是否清洁有序。

(3) 每周由专人监测手术室空调装置的进风口、回风口的清洁状态并记录。

(4) 每季度对空气卫生学效果按25%进行抽测，有问题随时监测，监测方法遵照《消毒技术规范》。

(5) 定期对空气消毒设备的现场消毒效果进行检测。

2. 一般手术室环境专项监测

(1) 如果怀疑术后患者感染与手术室环境相关，宜使用浮游菌撞击法进行手术室空气细菌菌落总数监测，采样点参见附录E。

(2) 空气消毒设备与空调设备检修或更换后，应按照GB 159122的要求进行手术室静态空气细菌菌落总数监测。

(3) 洁净手术室环境常规监测

①洁净手术室在建设完工后应按照 GB 50333 标准进行工程验收。

②洁净手术室的空气净化系统宜开展日常监测，至少每 1～2 年进行环境污染控制指标的综合性能评价。

③在综合性能检测时，应对过滤器及其安装边框的泄漏及密闭性按 GB 50591 的要求进行检测。

④空气净化器卫生学指标监测应在物体表面擦拭消毒后，室内空气消毒前进行。

⑤宜定期对手术室进行沉降菌或浮游菌的动态抽测，至少在一年内抽测完毕，方法参见附录 E。

⑥每日晨由专人监测手术室温度、相对湿度、静压差，并记录。

⑦每日术前(包括接台手术)由专人监测(目测)限制区内(手术室、辅助间、洁净走廊)环境，包括地面、台面和墙壁是否清洁，物品设备是否有序。

⑧每周由专人监测手术室空气净化装置的回风口栅栏、网面、管道内壁的清洁度并记录。

⑨每月对非洁净区局部空气净化装置送、回风口设备进行清洁状况的检查。

⑩每年由有资质的工程质检部门对洁净手术室的空气净化系统进行综合性能检测。

(4)洁净手术室环境专项监测

①如果怀疑术后患者感染与手术室环境相关，应使用浮游菌撞击法进行手术室动态空气细菌菌落总数监测。动态浮游菌撞击法细菌菌落总数采样，应选择不少于 3 个手术进程进行采样，采样点数应符合附录 E 图 1、表 1 的规定。

②影响的宏观环境分析净化设备检修或更换后，应按附录 E 使用沉降法进行手术室静态空气细菌菌落总数监测，标准参照 GB 50333 中表 3.0.3，采样方法参照 GB 159122 中附录 A2(暴露时间应为 30 分钟)。

(5) 物体表面监测，如果怀疑术后患者感染与手术室环境相关时应按照 GB 159122 方法对手术室的物体表面进行监测。

(6)医务人员手卫生监测

①每月应对手术医护人员进行手卫生效果的抽测，抽测人数应不少于日平均手术量医护人员总数的 1/10。

②监测方法应按照 WS/T313 方法进行。

第八节　消毒供应中心的医院感染控制

医疗消毒供应中心是独立设置的医疗机构，不包括医疗机构内部设置的消毒供应中心、消毒供应室和面向医疗器材生产经营企业的消毒供应机构。医疗消毒供应中心主要承担医疗机构可重复使用的诊疗器械、器具、洁净手术衣、手术盖单等物品清洗、消毒、灭菌以及无菌物品供应，并开展处理过程的质量控制，出具监测和检测结果，实现全程可追溯，保证质量。

一、科室设置

至少应当设置消毒供应室及医院感染管理、质量与安全管理、工程技术管理、信息管理等职能部门。

二、人员配置

1. 至少有 1 名具有消毒供应管理经验的副高级及以上专业技术职务任职资格的护士。

2. 至少有 1 名具有 5 年以上医院感染管理经验的护士。

3. 至少有 3 名具有 3 年以上消毒供应工作经验的护士，其中 1 名具有中级及以上专业技术职务任职资格。

4. 至少有 2 名消毒员，按规定取得相应上岗证。

5. 至少有 2 名专职的工程技术人员，具备相应专业知识及 5 年以上相关工作经验。

6. 具有与开展业务相适应的其他技术人员及其他工作人员。

三、基本设施

1. 业务用房使用面积不少于总面积 85%，应当具备双路供电或应急发电设施、应急供水储备、蒸汽发生器备用设备、压缩空气备用设备等，重要医疗设备和网络应有不间断电源，保证医疗消毒供应中心正常运营。

2. 设置 1 个硬器械(金属、橡胶、塑胶、高分子材料及其他硬质材料制造的手术器械、硬式内镜等)清洗、消毒、干燥、检查、包装、灭菌、储存、发放流水线的建筑面积不少于 2000 平方米。

3. 设置 1 个软器械(手术衣、手术盖单等可阻水、阻菌、透气，可穿戴、可折叠的具有双向防护功能的符合手术器械分类目录的感染控制器械，不含普通医用纺织品)清洗、消毒、干燥、检查、折叠、包装、灭菌、储存、发放流水线的，建筑面积不少于 2000 平方米。

4. 设置 1 个软式内镜清洗、消毒(灭菌)、干燥、储存、发放流水线的，建筑面积不少于 800 平方米。

5. 开展医用织物清洗消毒，应当符合国家相关法规、规定及标准。

6. 应当设净水处理设施，建筑面积不少于 300 平方米。

7. 应当设配送物流专业区域，建筑面积不少于 300 平方米。

8. 应当设办公及更衣、休息生活区，占总面积的 10%～15%。

9. 应当设置医疗废物暂存处，实行医疗废物分类管理。

10. 开展微生物或热原等检测，应设置检验室。

11. 应当设置污水处理场所。

12. 相应的工作区域流程应当符合国家相关规定。

四、分区布局

1. 主要功能区：去污区，检查、折叠、包装及灭菌区，无菌物品存放区及配送物流专区等。

2. 辅助功能区：集中供电、供水、供应蒸汽和清洁剂分配区、医疗废物暂存处、污水处理场所、集中供应医用压缩空气、办公及更衣、休息生活区等。

3. 管理区：质量和安全控制(包括检验室)、医院感染控制、器械设备、物流、信息等管理部门。

五、基本设备

根据规模、任务及工作量，合理配置清洗、消毒灭菌设备及配套设施。设备、设施应当符合国家相关标准或规定。

(一)清洗手术硬器械(金属、橡胶、塑胶、高分子材料及其他硬质材料制造的手术器械、硬式内镜等)应当配置以下设备设施

1. 污物回收器具、分拣台、手工清洗池、压力水枪、压力气枪、无油空气压缩机(装有 0.01μm 的过滤网)、干燥设备及相应清洗用品、扫码设备等。

2. 机械清洗消毒设备：隔离式清洗消毒机、根据业务量选用单机或隧道清洗消毒机、超声喷淋清洗消毒机、不同频率的变频式超声清洗消毒机(30～40kHz 和 80～100kHz)、清洁剂自动分配器、车辆及运输容器的消洗消毒设备等。

3. 检查、包装设备：应当配有带光源放大镜的器械检查台、绝缘性能检测仪、包装台、器械柜、敷料柜、包装材料切割机、医用热封机及清洁物品装载设备等。

4. 灭菌设备及设施：应当配有压力蒸汽灭菌器、洁净蒸汽发生器、无菌物品装卸载设备和低温灭菌装置。

5. 储存、发放设施：应当配备无菌物品存放设施及运送器具等。

6. 专用密闭洁污分明的运输车辆。

(二)清洗软器械(可阻水、阻菌、透气的手术衣、手术盖单等，可穿戴、折叠的具有双向防护功能的符合手术器械分类目录的感染控制器械，不含普通医用纺织品)应当配置以下设备设施

1. 污物分类回收器具、检针器、扫码设备等。

2. 机械清洗消毒设备：隔离式洗衣机、根据业务量选用单机或隧道洗衣机、清洁剂自动分配器、车辆及运输容器的消洗消毒设备等。

3. 干燥机：洁净干衣机(带空气过滤装置)、隧道式整烫机等。

4. 检查折叠包装设备：手术衣立体光检机、带光源的敷料检查光桌、手术衣自动折

叠机、打包台、追溯系统、打捆机、封口机、转运工具等。

5. 灭菌设备：压力蒸汽灭菌器、洁净蒸汽发生器等基本灭菌设备。

6. 储存、发放设施：应当配备无菌物品存放设施及洁净密闭运送车及器具等。

7. 专用密闭洁污分明的运输车辆。

(三)清洗软式内镜应配置以下设备设施

1. 污镜回收器具(车)、内镜手工清洗池、测漏装置、压力水枪、压力气枪、干燥设备及相应清洗用品、扫码设备等。

2. 机械清洗消毒设备：隔离式内镜清洗消毒机、超声喷淋清洗消毒机、不同频率的变频式超声清洗消毒机(30～40kHz 和 80～100kHz)、清洁剂自动分配器、车辆及运输容器的消洗消毒设备等。

3. 检查、包装灭菌设备：包装台、器械柜、敷料柜、包装材料切割机、医用热封机及清洁物品装载设备等。

4. 灭菌设备及设施：应当配有压力蒸汽灭菌器、洁净蒸汽发生器、无菌物品装卸载设备和低温灭菌装置。

5. 储存、发放设施：应当配备洁净内镜干燥储存柜(洁净干燥空气及温湿度可控等功能)无菌内镜、活检钳等手术器械无菌存放设施及运送器具等。

6. 专用密闭洁污分明的运输车辆。

(四)质量检测设备

温度压力检测仪、热原检测装置、水质检测、有害气体浓度检测装置、消毒灭菌效果检测设备等装置。

(五)信息化设备

具备信息报送和传输功能的网络计算机等设备，追溯管理系统、报告管理系统等信息管理系统。

六、管理

建立医疗消毒供应中心质量安全管理体系，制定各项规章制度、人员岗位职责，实施由国家制定或认可的消毒供应中心规范、标准和操作规程。规章制度至少包括设施与设备管理制度、质量管理制度、记录追溯和文档管理制度、消防安全管理制度、信息管理制度、生物安全管理制度、危险品管理与危险化学品使用管理制度、职业安全防护管理制度、环境卫生质量控制制度、消毒隔离制度、清洗消毒灭菌监测等制度，并制定与消毒供应相适应的标准操作程序。工作人员必须参加各项规章制度、岗位职责、流程规范的学习和培训，并有记录。

七、消毒供应室医院感染预防与控制制度

1. 消毒供应室的各类人员必须经相应的岗位培训，掌握各类诊疗器械清洗、消毒及个人防护等医院感染预防与控制方面的知识；应遵循标准预防的原则，严格遵守有关规章制度、工作流程、操作规范，认真履行岗位职责。

2. 消毒供应室布局合理，相对独立，邻近手术室和临床科室，便于收、送；周围环境清洁、无污染源；不得建在地下或半地下室，通风采光良好。

3. 医院应按照集中管理的方式，对所有重复使用并需要清洗消毒、灭菌的诊疗器械、器具、物品集中由消毒供应室处理和供应。

4. 根据本医院规模、任务、消毒供应种类及工作量，合理配备清洗消毒设备及配套设施：

(1)清洗消毒设备及设施：配有污物回收车及分类台、机械清洗消毒设备、手工清洗槽及相应清洗用品、压力水枪、压力气枪、烘干机等。注：机械清洗消毒设备应符合国家有关规定，医院设备管理部门应指定专人定期进行维护和检修，并记录，以保障设备的正常运行。消毒供应室负责日常维护和保养，建立设备档案，完整保存相关资料。

(2)检查、包装设备：配有辅助照明设施和照明放大镜的器械检查台、敷料及器械包装台、器械柜、敷料柜，包装材料及切割机、封口机以及清洁物品装载车等。

(3)灭菌设备及设施：配有压力蒸汽灭菌器、无菌物品装载车、篮筐等，根据需要配备干热灭菌和低温灭菌装置。各类灭菌器应符合国家标准，并有配套的辅助设备。

(4)储存、发放设施：灭菌物品存放架及密闭式下送车等。

(5)根据工作需要配备相应的个人防护用品，包括护目镜、口罩、面罩、帽子、防护手套、防水衣(围裙)及防护鞋等。

5. 内部布局合理，分办公区域和工作区域。工作区分去污染区、检查包装区、无菌物品存放区，各区划分明确，标志清楚，区域间设有实际屏障和物品通道，严格管理，实行由污到洁的工作流程，不得洁污交叉或物品回流。

6. 天花板、墙壁应光滑无缝隙，便于清洗和消毒；墙角宜采用弧形设计以减少死角。地面应防滑、易清洗、耐腐蚀。电源插座应采用嵌墙式防水安全型。包装间、无菌物品存放间安装空气消毒装置，每天对空气、物体表面等消毒2次，空气应达III类环境标准。

7. 严格区分灭菌与未灭菌物品，定点放置。对各类无菌包应认真执行检查制度，包括包装规范及包外标注等，发放前必须认真检查，过期重新灭菌。下收下送车辆洁、污分开，每日清洗消毒，分区存放，保持车辆清洁、干燥。

8. 凡需要消毒、灭菌的诊疗器械、器具和物品必须先清洗再消毒灭菌。特殊感染性疾病(炭疽、破伤风、气性坏疽等)污染的器械应单独包装，明显标记，先经高水平消毒后再清洗；朊毒体感染病人用后的器械按照《消毒技术规范》有关要求处置。

9. 器械的清洗消毒／灭菌应遵循回收、分类、清洗、消毒、检查、包装、灭菌、储存与发放等基本工作流程。污染器械的回收应遵循如下原则：

(1)消毒供应室工作人员定时到使用科室收集使用后的器械、物品,回收应使用封闭式回收车或收集箱,按照规定的路线封闭运送;

(2)收回的污染器械、物品,应及时进行清点、核查和记录,尽快进行去污处理;避免在使用科室清点、核查污染的器械物品,减少交叉污染几率;

(3)使用后的一次性污染物品不得进入消毒供应室进行回收和装运处理;

(4)回收车或收集箱每次用后应清洗或消毒,干燥存放。

10.器械、物品的清洗,应根据其不同材质和性质、形状、精密程度与污染状况进行分类,选择正确的清洗方法。耐热、耐湿的器械与物品宜采用机械清洗方法;精密复杂的器械应先手工清洗,再采用机械清洗方法。

11.经过清洗、消毒、干燥处理的器械、物品,必须进行清洗质量检查和器械功能检查,符合要求后再包装灭菌。灭菌包必须包装严密、正确,捆扎松紧适度,包外标注物品名称、灭菌日期、失效日期、操作人员代号、灭菌锅号、锅次等,使用化学指示胶带贴封。

12.根据器械、物品的用途、性质等选择适宜的灭菌方式,灭菌物品的装载、卸载、存放与发放正确、适合,严格遵守消毒供应技术操作程序,确保供应物品的质量。

13.消毒供应室应进行质量控制过程的记录与追踪,建立清洗、消毒设备和操作的过程记录,记录应易于识别和追溯。灭菌质量记录保留期限应不少于3年。对消毒剂的浓度、使用中的消毒液进行监测;对自身工作环境的洁净程度和清洗、组装、灭菌等环节的工作质量有监控措施;对灭菌后成品的包装、外观及内在质量有检测措施。

14.消毒供应室所使用的各种材料包括清洁剂、洗涤用水、润滑剂、消毒剂、包装材料(含硬质容器、特殊包装材料)、监测材料等,应符合国家的有关要求。对购进的原材料、消毒洗涤剂、试剂、一次性使用无菌医疗用品等进行质量监督,杜绝不合格产品进入供应室。一次性使用无菌医疗用品,应拆除外包装后,方可移入无菌物品存放间。

15.压力蒸汽灭菌器操作人员还必须取得质量监督部门颁发的《中华人民共和国特种设备作业人员证》,持证上岗,遵章守制。

第四章　传染性疾病的医院感染预防与控制

第一节　国家传染病区域医疗中心基本设置

一、基本要求

国家传染病区域医疗中心应当是传染病学科特色突出的三级甲等综合医院或者传染病专科医院，具有区域领先的医疗、教学、科研、预防、管理水平，具有丰富的严重复杂传染病救治经验，在重大疫情防控救治体系建设中处于区域引领地位。传染病救治相关诊疗科目齐全，配套设备设施完善，人才梯队结构合理，且有相对成熟合理的传染病中心运行机制。始终坚持公益性，认真贯彻落实医改相关工作要求，具备承担重大传染病疫情等突发公共卫生事件救治的能力和经验。承担区域内传染病救治有关临床、教学、科研、公共卫生服务等方面的技术指导，积极参加传染病医学国内外学术交流与合作，推动本区域传染病医学发展。

二、国家传染病区域医疗中心应当满足以下基本条件

1.传染病中心形成统筹管理模式，有独立设置的传染病院区，规模满足功能定位，有完善的组织架构和相关专业固定的医务人员，医院每年向传染病中心投入一定的建设发展经费，保障其持续健康发展。

2.传染病院区按照“三区两通道”设置，传染病救治床位数≥医院编制床位数的10%。按照“平战结合”原则，在重大疫情救治时能够利用传染病院区或者其他病区快速扩充传染病救治床位，迅速提升疫情救治能力。

3.建立传染病救治团队，由核心科室（专业）和支撑科室（专业）的固定人员组成。其中，核心科室（专业）包括传染病科、重症医学科、呼吸内科；支撑科室（专业）包括心血管内科、消化内科、神经内科、肾脏病科、血液病科、风湿免疫科、普通外科、胸外科、神经外科、精神科、妇产科、儿科、皮肤科、急诊医学科、医学检验科、医学影像科、中医科、康复科、麻醉科、病理科、输血科、临床护理、临床药学等。

4.近3年传染病患者年均出院人数≥4000例，其中每年度收治患者中相对权重值(RW)≥2，数量占年出院人数不低于10%。

5. 近 3 年年均为传染病患者开展手术(不含操作)≥1500 台次,其中三/四级手术比例不低于 30%。

6. 原则上,传染病科应当获得国家临床重点专科建设项目,核心科室(专业)和支撑科室(专业)应当获得国家临床重点专科建设项目≥5 个。

第二节 经空气传播疾病医院感染的预防与控制

一、经空气传播疾病概述

1. 定义:由悬浮于空气中、能在空气中远距离传播(>1m),并长时间保持感染性的飞沫核传播的一类疾病。

2. 医务人员在医疗工作中接触的主要经呼吸道传播的疾病有:传染性非典型肺炎、肺结核,其他非典型肺炎如支原体肺炎、衣原体肺炎、流感、炭疽、麻疹、流行性脑脊髓膜炎、百日咳、流行性腮腺炎、风疹等。

二、管理要求

1. 应根据国家有关法规,结合本医疗机构的实际情况,制定经空气传播疾病医院感染预防与控制的制度和流程,建筑布局合理、区域划分明确、标识清楚,并定期检查与督导,发现问题及时改进。

2. 应遵循早发现、早报告、早隔离、早治疗的原则,按照《医疗机构传染病预检分诊管理办法》的要求,落实门诊、急诊就诊患者的预检分诊和首诊负责制。

3. 应执行疑似和确诊呼吸道传染病患者的安置和转运的管理要求,呼吸道传染病及新发或不明原因传染病流行期间,应制定并落实特定的预检分诊制度。

4. 应遵循 WS/T311 的要求,做好疑似或确诊呼吸道传染病患者的隔离工作;应遵循 WS/T367 的要求,做好接诊和收治疑似或确诊呼吸道传染病区域的消毒工作。

5. 工作人员应掌握经空气传播疾病医院感染的防控知识,遵循标准预防,遇有经空气传播疾病疑似或确诊患者时,应遵守经空气传播疾病医院感染预防与控制的规章制度与流程,做好个人防护。

三、患者识别要求

1. 应制定明确的经空气传播疾病预检分诊制度与流程并落实。

2. 预检分诊应重点询问患者有无发热、呼吸道感染症状、流行病学史等情况应对疑似患者测量体温。对疑似经空气传播疾病患者发放医用外科口罩,并指导患者正确佩戴,指导患者适时正确实施手卫生。

3. 工作人员应正确引导疑似经空气传播疾病患者到指定的感染疾病科门诊就诊。

四、患者转运要求

1. 患者转运包括从就诊地到临时安置地，从临时安置地到集中安置地。应制定经空气传播疾病患者院内转运与院外转运的制度与流程。

2. 疑似或确诊呼吸道传染病患者和不明原因肺炎的患者应及时转运至有条件收治的定点医疗机构救治。

3. 转运时，工作人员应做好经空气传播疾病的个人防护，转运中避免进行产生气溶胶的操作。

4. 疑似或确诊经空气传播疾病患者在转运途中，病情容许时应戴医用外科口罩。

5. 转运过程中若使用转运车辆，应通风良好，有条件的医疗机构可采用负压转运车。转运完成后，应及时对转运车辆进行终末消毒，终末消毒应遵循 WS/T367 的要求。

6. 患者确定转运时，应告知接诊医疗机构或医疗机构相关部门的工作人员。

五、患者安置要求

1. 临时安置地应确保相对独立，通风良好或安装了带有空气净化消毒装置的集中空调通风系统，有手卫生设施，并符合 WS/T313 的要求。

2. 集中安置地应相对独立，布局合理，分为清洁区、潜在污染区和污染区，三区之间应设置缓冲间，缓冲间两侧的门不应同时开启，无逆流，不交叉。病室内应设置卫生间。

3. 疑似或确诊经空气传播疾病患者宜安置在负压病区(房)中。应制定探视制度，并限制探视人数和时间。

4. 疑似患者应单人间安置，确诊的同种病原体感染的患者可安置于同一病室，床间距不小于 1.1 米。

5. 患者在病情容许时宜戴医用外科口罩，其活动宜限制在隔离病室内。

6. 无条件收治呼吸道传染病患者的医疗机构，对暂不能转出的患者，应安置在通风良好的临时留观病室或空气隔离病室。

7. 经空气传播疾病患者在医疗机构中的诊疗应遵循医疗机构相关规定。

六、医务人员预防和控制措施

1. 做好传染呼吸道感染病人的隔离工作，早期发现和诊断、早期隔离和治疗。

2. 医务人员在进行呼吸道诊疗和护理时，应严格按无菌技术操作规范和消毒隔离要求进行，做好个人的防护措施，特别强调口罩的选用和正确使用，选用 N95 或外科口罩，及时更换、消毒。

3. 在给每个病人治疗前后，在接触呼吸道分泌物后，以及不同部位的治疗护理操作前后均应进行手和手部的消毒， 手消毒可用 0.3%～0.5%的碘伏消毒擦拭手部 1～3 分钟；必要时应戴手套进行操作。

4. 注意病房的通风，特别强调自然通风的对流，保持室内外空气的交换，在预防呼吸道感染疾病上有重要的作用。

5.在无人的情况下，空气的消毒可以固定悬挂或移动式紫外线灯照射消毒，每次不少于1小时。在有人的情况下，可定时使用低臭氧、高强度紫外线灯筒式循环风消毒器。

七、空气消毒隔离措施(负压病房、空气消杀、病房布局等)

(一)机械通风系统

1.传染病区应设置机械通风系统。清洁区、半污染区、污染区的机械送、排风系统应按区域独立设置。机械送、排风系统应使医院内空气压力从清洁区至半污染区至污染区依次降低，清洁区应为正压区，污染区应为负压区。清洁区送风量应大于排风量，污染区排风量应大于送风量。

2.排风系统的排风口应远离送风系统送风口，不应临近人员活动区。

3.病房卫生间排风不宜通过共用竖井排风，应结合病房排风统一设计。

4.全新风直流式空调系统应采取在非呼吸道传染病流行时期回风的措施。

5.负压隔离病房以及高精度医疗设备用房等，宜采用空气调节。

6.传染病房空调的冷凝水应分区集中收集，并应随各区污水、废水排放集中处理。

(二)非呼吸道传染病区

1.非呼吸道传染病的门诊、医技用房及病房最小换气次数(新风量)，应为3次/小时。

2.污染区房间应保持负压，每房间排风量应大于送风量150m³/小时。

(三)呼吸道传染病区

1.空气消毒

(1)需要定期消毒的有隔离病房、放射科机房、病区值班室、更衣室、配餐室、患者电梯间、门诊候诊室、病区走廊等。

(2)病房有人的情况下

①强调病房的通风，特别是强调自然风的通风对流，保持室内空气与室外空气的交换，自然通风不良则必须安装足够的通风设施(排气扇)。

②可用乳酸加热熏蒸消毒，每天上、下午各消毒1次，按表1用量将乳酸溶于适量水中，加热蒸发，使乳酸细雾散于空气中。

表1 以净高为3m计算，面积大小不同的房间所用乳酸量

面积(m²)	10	20	30	40	50	60	70	80	90	100
乳酸用量(ml)	2	4	6	8	10	12	14	16	18	20

(3)病房无人的情况下

①用紫外线灯照射消毒，每次不少于1小时，每天2～3次。

②0.5%的过氧乙酸喷雾，用量为20～30ml/m³，作用30分钟；或3%过氧化氢喷雾，

用量为 20～40ml/m³，作用 60 分钟；或用活化后的二氧化氯，浓度为 0.05%喷雾，用量为 20ml/m³，作用 30 分钟；或有效氯 1500mg/L 的含氯消毒剂进行喷雾，用量为 20～30ml/m³，作用 30 分钟；或强氧化高电位酸化水原液喷雾，用量为 20～30ml/m³，作用 30 分钟。以上化学消毒剂用作空气消毒均需在无人且相对密闭的环境中(消毒时关闭门窗)，严格按照消毒药物使用浓度、使用量及消毒作用时间操作，方能保证消毒效果。每天应消毒 1 次，消毒时腾空房间，密闭门窗进行喷雾，喷雾完毕，作用时间充分方能开门窗通风。

③收治烈性呼吸道传染病的 ICU 病房必须专用，不能收治其他病人。

(4)地面和物体表面消毒

病房、走廊、检查室、X 光室、B 超室、检验室、治疗室、医护人员办公室等场所地面要湿式拖扫，可用 0.1%过氧乙酸拖地或 0.2%～0.5%过氧乙酸喷洒或 1000～2000mg/L 含氯消毒剂喷洒(拖地)。

桌子、椅子、凳子、床头柜、门把手、病历夹等可用上述消毒液擦拭消毒。

(5)病人的排泄物、分泌物的处理

①病人使用的被服、口罩要定时消毒，可用 1000mg/L 有效氯消毒液浸泡 30 分钟。病人的生活垃圾要用双层垃圾袋盛装及时有效处理，避免污染的发生。便器、浴盆的消毒可用有效氯 1500mg/L 的含氯消毒液浸泡 30 分钟。

②对病人的排泄物、分泌物要及时消毒处理。每病床须设置加盖容器，装有足量 1500～2500mg/L 有效氯消毒液，用作排泄物、分泌物的随时消毒，作用时间 30～60 分钟，经消毒后的呼吸道分泌物可倒入病房厕所，每天消毒痰具一次。

③呼吸治疗装置在使用前应进行灭菌或高水平消毒。建议尽量使用一次性管道，重复使用的各种管道应在使用后立即用 2000mg/L 有效氯消毒液浸泡 30 分钟再清洗，然后进行灭菌消毒处理。

④体温计使用后可即用 1000mg/L 有效氯消毒液浸泡 30 分钟，听诊器、血压计等物品，每次使用后应即用 75%乙醇擦拭消毒。

⑤运载病人的交通工具及用具消毒。救护车运载非典型肺炎病人时应开窗通风，病人离车后，应立即对车内空间及担架、推车等物品用 0.5%过氧乙酸喷洒消毒，作用 30 分钟。

⑥使用后的隔离衣、口罩、帽子、手套、鞋套以及其他生活垃圾要及时处理，存放容器必须加盖，避免可能的污染。

⑦污水处理：收治烈性呼吸道患者的医院现阶段可以适当增加药物投放，使总余氯量在≥6.5mg/L。

⑧终末消毒：病人出院、转院、死亡后，病房必须进行终末消毒。

2. 建筑气流组织应形成从清洁区至半污染区至污染区有序的压力梯度。房间气流组织应防止送、排风短路，送风口位置应使清洁空气首先流过房间中医务人员可能的工作区域，然后流过传染源进入排风口。

3. 送风口应设置在房间上部。病房、诊室等污染区的排风口应设置在房间下部，房间排风口底部距地面不应小于 100mm。

4. 清洁区每个房间送风量应大于排风量 150 m^3/ 小时。污染区每个房间排风量应大于送风量 150m^3/ 小时。

5. 同一个通风系统，房间到总送、排风系统主干管之间的支风道上应设置电动密闭阀，并可单独关断，进行房间消毒。

(四)负压隔离病房

1. 负压隔离病房宜采用全新风直流式空调系统。最小换气次数应为 12 次 / 小时。

2. 负压隔离病房的送风应经过粗效、中效、亚高效过滤器三级处理。排风应经过高效过滤器过滤处理后排放。

3. 负压隔离病房排风的高效空气过滤器应安装在房间排风口处。

4. 每间负压隔离病房的送、排风管上应设置密闭阀。

5. 负压隔离病房的通风系统在过滤器终阻力时的送排风量，应能保证各区压力梯度要求。有条件时，可在送、排风系统上设置定风量装置。

6. 负压隔离病房送排风系统的过滤器宜设压差检测、报警装置。

7. 负压隔离病房应设置压差传感器。

8. 负压隔离病房与其相邻、相通的缓冲间、走廊压差，应保持不小于 5Pa 的负压差。

(五)病房设置

1. 隔离病区

(1)适用范围

包括隔离留观病区、隔离病区、隔离重症监护病区。建筑布局和工作流程应符合医院隔离技术规范等有关要求。设置负压病区的医疗机构应按相关要求实施规范管理。严格限制人员出入。

(2)布局设置

①医疗机构应设相对隔离病区，医院入口处有隔离病区专用单向通道且有明显标识；

②人员流向按照＂三区两通道”原则，设有污染区、潜在污染区、清洁区，分区明确，污染区与潜在污染区之间设置两个缓冲区；

③设置独立污物通道；设置可视传递间进行办公区(潜在污染区)向隔离病房(污染区)的单向物品传递；

④应制定医务人员穿脱防护用品的流程、按区域步骤制作流程图和配置穿衣镜，

严格遵守行走路线；

⑤配备感染防控技术人员督导医务人员防护用品的穿脱，防止污染；

⑥在污染区的所有物品未经消毒处理，不得带离污染区域。

(3)病房要求

①疑似患者和确诊患者分病区安置；

②疑似患者单人单间，病室内配备有独立卫生间等生活设施，确保患者活动范围固定于隔离病室内；

③确诊患者可同病室安置，床间距≥1.1米，病室内配备有独立卫生间等生活设施，确保患者活动范围固定于隔离病室内。

(4)患者管理

①谢绝家属探视和陪护，患者可携带电子通信设备与外界沟通；

②开展就诊患者教育，使其了解呼吸道传染性疾病的防护知识，指导其佩戴外科口罩、正确洗手、咳嗽礼仪、医学观察和居家隔离等。

2. 发热门诊

(1)布局设置

①应设在医疗机构相对独立的区域，与普通门诊相对隔离，设立独立的诊室、治疗室、临时留观室和病人独立使用的卫生间。医务人员通道与病人通道分隔，设立醒目的标识。应设立独立的医护人员工作区域，医护人员有专用通道；

②发热门诊基本设备：加盖的非接触式废弃物收集桶、紫外线灯、非接触式洗手设施、干手设施和手消毒剂、灭菌消毒器材等；应配备适应工作需要的办公、诊疗、消毒设备设施、器械和健康教育宣传板；

③人员流向按照“三区两通道”原则，设有污染区、潜在污染区、清洁区，分区明确，污染区与潜在污染区之间设置两个缓冲区；

④设置独立污物通道；设置可视传递间进行办公区(潜在污染区)向隔离病房(污染区)的单向物品传递；

⑤建立发热病人门诊登记制度，记录接诊时间、患者姓名、性别、年龄、住址、工作单位、联系方式、患者主要病情(特别是体温)及诊断、患者去向及转归、医生签名；

⑥应制定医务人员穿脱防护用品的流程、按区域步骤制作流程图和配置穿衣镜，严格遵守行走路线；配备感染防控技术人员督导医务人员防护用品的穿脱，防止污染；

⑦在污染区的所有物品未经消毒处理，不得带离污染区域。按要求做好登记，登记内容包括：空气、地面、物体表面及使用过的医疗用品等消毒方式及持续时间、医疗废物及污染衣物的处理等，最后有实施消毒人和记录者的签名，并注明记录时间；

⑧建立和制定严格的发热门诊工作制度、职责制度、消毒隔离制度、疫情报告制度及技术操作规程。

(2)分区设置

①设置独立的检查室、化验室、留观室、抢救室、药房、收费处等;

②设置预检分诊处,对患者做好初步筛查;

③对诊疗区域进行分区:有流行病学接触史且伴有发热及或呼吸道症状,进入新冠疑似区域;无明确流行病学接触史的进入普通发热患者区域。

(3)患者管理

①发热门诊患者必须佩戴医用外科口罩;

②仅允许患者本人进入候诊区,减少人员聚集;

③尽量减少发热门诊患者等候时间,避免交叉感染;

④做好患者及家属宣教,提早识别症状并采取基本预防措施。

第三节　经消化道传播疾病医院感染的预防与控制

经消化道传播疾病指各种病原体经口侵入消化道引起感染而导致的传染病,以粪—口为主要传播途径,患者可以从粪便排出病原体,然后再传染给他人。夏秋季节高发。常见的有病毒引起的手足口病、甲型肝炎、脊髓灰质炎;有细菌引起的痢疾、伤寒与副伤寒、霍乱与副霍乱、细菌性食物中毒;还有阿米巴原虫引起的阿米巴性痢疾等。

传染源:传染源主要是患者与病原体携带者;

传播途径:主要通过粪—口传播。所有经消化道传播疾病患者的粪便内都含有大量病原体,如果患者的粪便未经消毒处理,可以污染周围环境,通过水、食物、手、苍蝇、蟑螂等媒介经口感染,污染范围大了还可以引起大的传播流行。细菌性痢疾、伤寒等也可经粪便污染生活用品或手,或通过苍蝇污染食品而传播。

易感人群:人群普遍易感。

经消化道传播疾病主要包括以下法定传染病:

1. 霍乱;

2. 甲型病毒性肝炎(以下简称甲肝);

3. 戊型病毒性肝炎(以下简称戊肝);

4. 细菌性痢疾(以下简称菌痢);

5. 伤寒和副伤寒;

6. 肠出血性大肠杆菌 O157:H7 感染性腹泻;

7. 除霍乱、痢疾、伤寒和副伤寒、肠出血性大肠杆菌 O157：H7 感染性腹泻以外的其他感染性腹泻病(以下简称其他感染性腹泻病)。

依据

1.《中华人民共和国传染病防治法》。

2.《国家突发公共卫生事件相关信息报告管理工作规范(试行版)》。

3.《全国霍乱监测方案》。

4.《全国伤寒副伤寒监测方案》。

5.《全国细菌性痢疾监测方案》。

目标

1. 早期发现霍乱等经消化道传播疾病病例，识别和预警可能的暴发，掌握疫情动态和流行因素；

2. 建立健全腹泻病例监测报告网络，提高监测报告质量；

3. 建立健全腹泻病原体检测网络，提高病原微生物实验检测水平；

4. 掌握霍乱菌株的型别、毒力和耐药性，了解霍乱弧菌在水体中存在和动态，明确菌型变迁与流行关系；

5. 动态监测伤寒副伤寒、菌痢的病原变异、菌株耐药性的变迁情况；

6. 建立良好的、适合各级医疗机构的消化道门诊常规化运行机制；

7. 建立一支锻炼有素、反应迅速的经消化道传播疾病防控队伍，完善应急队伍装备和物资贮备。

一、经消化道传播疾病病房及消化道门诊设置

1. 严格划分三区(清洁区、半污染区、污染区)，两通道(医务人员通道、患者通道)，各区标志明确，做到四固定(人员、诊室、器械、时间)，七分开(挂号、收费、取药、病历、采血及化验、候诊、厕所与他人分开)，规范管理；

2. 配备专用医疗设备、抢救药品，消毒器械齐全，定期检查、更换，保持完好状态；

3. 医务人员必须严格执行标准预防，医务人员在接诊经消化道传播疾病患者时必须穿工作服，戴工作帽、口罩，定期更换，有污染时应随时更换。为病人检查或操作完毕、脱手套后、离开诊室时应洗手和手消毒；

4. 须设置消化道患者专用厕所，每日清洁消毒；

5. 须设置非手触式水龙头，避免交叉感染；

6. 须配置纱门纱窗并使其处于关闭状态。

二、消毒规范

每日空气消毒，物体表面、地面、标本转运箱每日采用湿式清洁，每日使用1000mg/L 含氯消毒剂对病室物体表面、地面进行擦拭消毒两次，遇污染随时消毒。

三、建立腹泻病人的就诊专册登记

内容包括：病人姓名、性别、年龄、工作单位、职业、详细地址或联系电话、发病日期、就诊日期、门诊号、主要症状、体征、诊断、治疗方法等。抢救治疗及留床观察的病人应另做详细病历记录。如系外地（籍）病人登记原籍详细地址、单位及现住址、工作单位，防止因登记不详、字迹不清而延误疫情处理。

四、发现霍乱或疑似霍乱及食物中毒(3例以上)，应立即报告医务处、感控科、公卫科(班外时间报告总值班)，由公卫科报告疾控中心

严密隔离，病人置专用房间，禁止外出，家属禁止探视。医生填写传染病报告卡，做好相关登记，及时留取用药前标本送检，协助卫生监督所人员流调，协助留取呕吐物和排泄物标本。认真做好病人的隔离抢救工作，严格实施经消化道传播疾病毒隔离制度，严防院内感染。

1. 医务科、院感科、公卫科负责组织人员对疑似霍乱病人进行会诊，如确为霍乱病人，按“突发公共卫生事件报告规范”报告，并启动“突发公共卫生事件应急处理预案”；

2. 如确诊为霍乱或疑似霍乱患者，立即将患者留置在隔离留观室进行救治，病情许可时，经上报卫健委后，可将患者转至专科区治疗。严格做好消毒隔离工作及病人转出后的终末消毒；

3. 化粪池用70%～80%漂白粉精干粉，按粪、药比例20∶1加药后充分搅匀，消毒2小时；使用便盆后患者的排泄物须用70%～80%漂白粉精干粉，按粪、药比例20∶1加药后充分搅匀，消毒2小时后倒入专用卫生间；

4. 抹布、拖把做到分区使用，用后1000mg/L含氯消毒剂清洗消毒，干燥备用；

5. 废弃污物（医疗、生活垃圾）放黄色塑料袋，贴上“感染性废弃物”标记，双层包装，扎紧袋口，封闭运送，统一处理；

患者离开后进行严格的终末消毒。

五、消化道门诊消毒隔离制度

1. 严格执行消化道门诊消毒隔离制度，消化道门诊的清洁消毒由专人负责，并做好记录。

2. 消化道门诊医务人员工作时须穿工作服，戴帽子，检查和护理病人时须戴口罩。消化道门诊医务人员接诊处理完病人后应严格执行手卫生规范；诊室内安装非手触式洗手装置等洗消毒设施，检查每一患者后用1500mg/L有效氯消毒液溶液擦拭手3分钟，再用肥皂洗，用流水冲。每日更换泡手消毒液及擦手毛巾。

3. 诊疗器械一人一用一消毒或灭菌；听诊器、血压计等用品专室专用，用后消毒（如用75%酒精擦拭等方法消毒）。体温表用后清洗，消毒（如用1000mg/L有效氯消毒液浸泡30分钟），冲洗后备用。诊疗桌等物体表面，每日清洁消毒（如用

500mg/L 有效氯消毒液擦拭消毒。抹布用后 500mg/L 有效氯消毒液浸泡 30 分钟，清洗后晾干备用）。

4. 地面每日清洁消毒（如用 500mg/L 有效氯消毒液拖地一次，其余无污染时采用湿式清扫；有可见血液体液污染物时，先用 1000mg/L 有效氯消毒液作用 30 分钟，擦拭后，再湿式清扫。拖把用后 500mg/L 有效氯消毒液浸泡 30 分钟，冲洗后备用）。

5. 便器用 2000mg/L 有效氯消毒液作用 30 分钟，冲洗后备用。

6. 病历、化验单熏蒸消毒后发出。

7. 在诊室通风不良的情况下，可使用空气消毒机或紫外线灯对空气进行消毒。

8. 对病人的污水、污物经二次消毒后排放。若有周围环境或物品被污染，均必须严格消毒。

9. 检查疑似霍乱患者后，更换隔离衣和床单。用 1500mg/L 有效氯消毒液溶液擦拭诊室的桌椅、门把手、门窗、诊查床及诊疗器械，并浸泡被污染物品 1 小时。患者呕吐物、排泄物，可用 2000mg/L 有效氯消毒液溶液浸泡消毒，放置 2 小时倒入下水道。便器、痰盂可用 2000mg/L 有效氯消毒液溶液作用 30 分钟，冲洗后备用。

10. 严格按规范分类和处置医疗废物。认真做好医疗废物的分类收集、密闭转运、无害化处理和交接登记等工作。特殊感染废物用双层专用胶袋密封包装，并注明感染类型，由专人统一回收到指定地点进行处理。

六、手足口病的医院感染控制

消化道病毒对乙醚、去氯胆酸盐等不敏感，但对紫外线及干燥敏感，居家消毒时选择在阳光下暴晒物品是杀灭表面污染消化道病毒的有效方法。各种氧化剂（高锰酸钾、漂白粉等）、甲醛、碘酒都能灭活消化道病毒，在预防性消毒和疫源地消毒时，首选含氯消毒剂、含碘消毒剂使用。

消化道病毒在 50℃条件下可被迅速灭活，说明煮沸消毒、流通蒸汽消毒、压力蒸汽灭菌都是手足口病污染物品的有效消毒方法；患儿的内衣裤用热水浸泡、剩余食物经加热处理也可有效减少污染的病毒。

1. 建立组织和制度

医疗机构应根据当地疫情，结合本医院实际，制订手足口病就诊流程与防控预案，及时成立以院领导负责的手足口病消化道病毒感染性疾病防控领导小组，主要负责落实疾病的预防、诊断、治疗工作，做好危重患者的抢救，协调各方工作有序开展。

2. 加强医护人员培训

采取多种形式对医院所有员工（包括医、护、技、行政、后勤、保洁等）进行手足口病医院感染防控知识的培训，做到人人知晓，尤其要加强对卫生保洁人员的培训，确保做到早发现、早诊断、早报告、早隔离、早治疗。

在疾病流行期间要加强内部督查，对重点区域随时清洁与消毒。手足口病的留观与收治病区，应限制陪护人数；疾病流行期间，谢绝探视。

加强营养食堂、洗涤中心等部门的医院感染管理工作。加强水源管理，专人负责，防止直饮水的污染，加大监督与检查力度。

3. 隔离

(1)病区设置

设立独立的手足口病隔离病房，标记醒目。病房内配备使用方便、数量足够的感应式水龙头和快速手消毒剂、擦手纸等。病床按丙类传染病要求设置，床间距＞1m，通风良好。

在发生疫情的地区，应将患儿安排在单人病房或同症状的患儿安排在一起。严禁将患儿搁置在病区内的走廊上(容易造成病原体的扩散)。同一间病房内不应收治其他非消化道病毒感染的患儿，重症患儿应单独隔离治疗。疑似手足口病患儿送留观室隔离观察，确诊患儿按程序及时上报、收治或转送。

(2)病房设置

合理收住患儿，疑似病例、确诊病例严格区分病房。同种患儿可以安置在同一病房，恢复期患儿与新入院者分开住，并进行床边隔离。重症及有并发症的患儿单独隔离治疗，同一病房内不应收治其他非消化道病毒感染的患儿。

4. 消毒措施

(1)医疗用品消毒

接触患儿的非一次性物品，用后应用 500 mg/L 含氯消毒液擦拭。体温计置于有盖盒内，用 1000 mg/L 含氯消毒液浸泡 30 分钟，清水冲净擦干备用，做到一人一用一消毒。一次性用品在使用后按医用垃圾进行处理。

(2)空气消毒

病房每日晨起和午后开窗通风各 1 次，每次≥30 分钟。每日紫外线消毒 2 次，每次 30 分钟，病室每周空气培养 1 次，菌落数应＜500CFU/m^3

(3)地面及物体表面消毒

保持地面清洁、干净，湿式清洁，用 500mg/L 含氯消毒剂拖擦地面 2 次 / 天。对患儿使用过的病床及桌椅等设施应消毒后才能使用，经常接触的物体表面，应用 500mg/L 含氯消毒剂擦拭，作用时间 30 分钟。使用过的抹布、拖把采用 2000mg/L 含氯消毒剂浸泡 30 分钟后，清水清洗，晾干备用。

(4)排泄物、呕吐物及废弃物的消毒

医院应配备有完善的污水消毒处理系统，可以将患儿的排泄物、呕吐物直接弃入卫生间，但是要加强污水排放的自我监测，并做好卫生间的清洁卫生。盛放呕吐物、排泄物的容器用 2000mg/L 含氯消毒剂浸泡 30 分钟，被患儿体液、分泌物和排泄物污染的地面、墙面等用 2000mg/L 含氯消毒剂喷洒于污染面至湿润，30 分钟后再擦拭或拖地。有粪便等排泄物污染地面时，漂白粉覆盖，作用 60 分钟后清理。手足口病患儿所产生的生活垃圾均视为医疗废弃物进行处理，要求用专用标识的黄色医疗废弃物包装袋分类收集，每天由专人收至医疗废物暂存点，并做好交接登记。

(5)餐(饮)具的消毒

餐(饮)具煮沸消毒 15～20 分钟，也可用 250mg/L 含氯消毒液浸泡 30 分钟后清水洗净备用，奶具应充分清洗煮沸消毒后使用。

(6)衣物、被服的消毒

患儿衣服、被单等应在阳光下暴晒或煮沸 20 分钟，医务人员污染的工作服可用 500mg/L 含氯消毒液浸泡 30 分钟后清洗或煮沸消毒。

(7)终末消毒

患儿出院、转院、死亡后，用过的被单、床单、枕套等必须全部更换，经消毒后再清洗，患儿污染的环境必须作终末消毒处理。

5. 医务人员的防护

医务人员在诊疗活动中应在标准预防的基础上实施接触隔离。进入可疑隔离区域的人员应佩戴外科口罩；认真执行手卫生，医护人员接触病人血液、体液、分泌物和排泄物时应戴手套；接触患者与其周围环境及其污物、脱卸手套后，应立即洗手。当病人的血液、体液、分泌物、排泄物等体内物质有可能喷溅时应穿戴面罩、防护服。不建议常规穿戴隔离衣，但处置患者可能有血液、体液、分泌物、排泄物喷溅时，应穿隔离衣。

处理患者排泄、呕吐物的人员，应严格个人防护措施，应佩戴外科口罩、手套，穿着隔离衣；在清洗盛污物的容器、配制含氯消毒剂时，应佩戴眼罩。清洗完脱去手套立即洗手。

6. 手卫生管理

医务人员在诊疗、护理每一位患者后，均应认真洗手，尤其是给患者换尿片、处理患者粪便，或直接接触患者分泌物、血液、口腔黏膜、皮肤疱疹等高危险操作后。医院至少应在发热门诊、手足口病留观室或病房、消化道门诊等重点部门，配置脚踏、肘式或感应式非接触式水龙头，使用医用洗手液，尽量配备擦手纸，以提高手卫生依从性。

因 EV71 对低浓度酒精消毒液不敏感，而含氯消毒剂对手皮肤刺激性太大，碘伏消毒会将皮肤染黄。对于实在不方便洗手时，建议接触不同患者时选择使用含 70%～80% 酒精类快速手消毒剂进行手消毒；如戴手套，不同患者间应更换手套，脱去手套后仍需进行手卫生。

7. 健康教育

在病区走廊上张贴生动形象的手足口病知识宣传教育画片，对入院患儿及陪护人员加强消毒隔离措施的宣传教育，饭前便后要洗手，预防病从口入；教育督促陪护人员和患儿要经常洗手，尤其是在进食前和便溺、替幼儿更换尿布、处理粪便后。患儿住院期间限制在病房内活动，减少同病房患儿间的密切接触，控制陪护人员频繁外出和坐其他患儿病床；纠正儿童不良卫生习惯，对儿童玩具、餐具、衣物、用品要经常消毒，家长要注意孩子的个人卫生，养成良好的卫生习惯，做到"洗净手，喝开水、吃熟食、勤通风、晒衣被"等；注意婴幼儿的营养、休息，避免日光暴晒，防止过度疲劳，降低机体抵抗力。

第四节　传染病分级防护及适用范围

防护等级	适用范围	适用疾病	防护用品
一级防护	■ 预检分诊 ■ 普通门诊	■ 日常工作防护	■ 一次性工作帽 ■ 一次性外科口罩 ■ 工作服 ■ 必要时戴一次性乳胶手套或（及）穿一次性隔离衣
二级防护	■ 发热门诊 ■ 隔离病区(含重症监护病区) ■ 疑似/确诊患者非呼吸道标本检验 ■ 疑似/确诊患者影像学检查 ■ 疑似/确诊患者手术器械的清洗	■ 各种类型肝炎（甲、乙、丙、丁、戊肝） ■ 细菌性痢疾(阿米巴) ■ 艾滋病 ■ 流行性出血热 ■ 狂犬病 ■ 乙脑、登革热等	■ 一次性工作帽 ■ 医用防护口罩(N95) ■ 工作服 ■ 一次性医用防护服 ■ 一次性乳胶手套(2层) ■ 护目镜

防护等级	适用范围	适用疾病	防护用品
三级防护	■ 疑似／确诊患者可能发生呼吸道分泌物、体（血）液喷射或飞溅的工作时（如气管插管、气管切开、纤维支气管镜、胃肠镜等） ■ 为疑似／确诊患者实施手术、尸检 ■ 新冠核酸检测	■ 鼠疫 ■ 霍乱 ■ 非典型肺炎 ■ 新型冠状病毒肺炎	■ 一次性工作帽 ■ 医用防护口罩（N95） ■ 工作服 ■ 一次性医用防护服 ■ 一次性乳胶手套（2-3 层） ■ 一次性隔离衣 ■ 护目镜 ■ 一次性防护面屏 ■ 有条件可将护目镜更换为全面型呼吸防护器或正压式头套

备注：

1. 所有医疗场所工作人员均佩戴医用外科口罩；

2. 急诊、感染科门诊、呼吸科门诊、普通内镜检查（如胃肠镜、纤维支气管镜等）工作人员在一级防护基础上，改佩戴医用防护口罩（N95）；

3. 疑似／确诊患者呼吸道标本采集时二级防护基础上佩戴一次性防护面屏。

第五节　传染病医院工作人员的院感防护

一、培训

1. 目的：强化工作人员对预防医院感染的认识及知识水平，把医院感染的预防和控制工作始终贯穿于医疗活动中，从而提高全体工作人员对医院感染的防范意识，减少医院感染的发生，提高医疗护理质量。

2. 培训计划：工作人员进入隔离区域前，对消毒隔离相关知识、手卫生规范、医务人员职业暴露与防护、医疗废物分类处置等进行严格培训，合格后才能进入；

3. 培训时间：院感科组织全院每季度培训 1 次；

4. 合格标准：院感科组织相关科室人员进行院感相关知识学习，对进入隔离病房前的工作人员进行现场操作考核。

二、个人工作及健康管理

（一）工作管理

1. 工作人员实行小组负责制模式。发热门诊、隔离病房各设立组长，组内人员分时段进入隔离区域（污染区），建议每次在隔离区域时间一般不超过 4 小时；

2. 集中安排治疗、检查、消毒等工作，工作人员应尽量减少进出隔离病房频率；

3. 下班前应当进行个人卫生处置，并注意呼吸道与黏膜的防护。

(二)健康管理

1. 隔离区域一线工作人员(医护、医技、物业后勤)统一安排隔离住宿，定期检测不得自行外出；

2. 提供营养膳食，增强医务人员免疫力；

3. 为所有上岗的员工建立健康档案，一线工作人员主动开展健康监测，包括体温和呼吸系统症状等；联合专家协助解决各种心理、生理问题；

4. 如出现发热等不适，应立即进行单独隔离，并进行传染病相关检测。

三、心理疏导

1. 加强关心关爱，轮休期间由精神卫生专业人员组织开展放松训练等活动。

2. 对出现明显应激反应的医务人员，要进行针对性的个体心理治疗或适当的药物干预。

四、撤出工作区后的留观要求

隔离区域一线工作人员需结束隔离区工作的，应定期进行传染病相关检测，为阴性后定点集中隔离 14 天，方可解除医学观察。

五、非一线工作人员的院感防护要求

1. 医院全体人员(包括在职职工、聘用人员、物业人员、办事人员)进入医院大门必须戴口罩，包括开会和给院领导汇报工作。

2. 职工到食堂买饭后各自回办公室就餐，减少在食堂逗留的时间。

3. 各科室必须建立日检制度，安排专人每天上午、下午分别测量全科人员体温和呼吸道及相关症状情况，并上报院感科，院感科汇总后将异常情况报公卫科。

4. 各科室每天按规定做好空气消毒和物表消毒处理，并做好记录。

5. 凡两周内医院职工及其亲属从外地来兰或接触疫区来兰的人员，必须由科室负责人报告院感科，安排居家观察；若瞒报或有职工举报，一经查实，按相关规定处理。

6. 各科室尽量减少聚集性活动，确因工作需要参加培训、会议等活动，要求必须戴口罩，培训结束后，由组织科室安排好场地消毒和记录；到办公楼参加会议、培训的职工请将工作服放置指定挂衣处。

7. 院感科和质控科加大力度，实行值班制每天各派一人共同做好每个场所监督及登记工作。

8. 各科室人员做好呼吸道卫生，不随地吐痰、咳嗽，打喷嚏时遮掩口鼻，拒绝握手并随时做好手卫生。

第五章　新冠肺炎感染预防控制管理

第一节　冠状病毒概述

一、冠状病毒在人间的历史

1. 1937 年冠状病毒(Coronaviruses)最早是从鸡身上分离出来。

2. 1964 年 Almeida 博士于 1964 年在伦敦圣托马斯医院的实验室研究感冒相关病毒中鼻病毒，首次发现冠状病毒，并首次利用电子显微镜看到样本中的冠状病毒颗粒，另外，当冠状病毒流行时鼻病毒却不常见。

3. 1965 年，分离出第一株人的冠状病毒，但目前对冠状病毒认识相当有限，到时也未引起重点关注，到目前大约发现有 15 种不同的冠状病毒株，可以引起包括人在内的多种哺乳动物和鸟禽类，并且人和动物之间可以相互传染。当前共发现 7 种可感染人类的冠状病毒， 分别是 HCoV-229E、HCoV-OC43、SARS-CoV、HCoV-NL63、HCoV-HKU1、MERS-nCoV 和 2019-nCoV，其中 SARS-CoV、MERS-nCoV 和 2019-nCoV 传染速度快，而且适应能力有加强的趋势。人冠状病毒不耐酸不耐碱，病毒复制的最适宜 pH 值为 7.2，并对热较为敏感，随着温度的升高，病毒的抵抗力下降。

4. 1975 年，国家病毒命名委员会正式命名了冠状病毒科。根据病毒的血清学特点和核苷酸序列的差异，冠状病毒科分为冠状病毒和环曲病毒两个属。冠状病毒科的代表株为禽传染性支气管炎病毒(Avian infectious bronchitis virus，IBV)。

5. 2002 年 11 月到 2003 年 7 月出现的严重急性呼吸综合征 (非典型肺炎)，SARS 冠状病毒 (Severe Acute Respiratory Syndrome，SARS， 重症急性呼吸严重综合征，SARS-CoV)导致的“非典”疫情波及多个国家和地区，引起了社会的恐慌后，首先在广东省发现，之后波及我国 24 个省、自治区、直辖市和全球其他 28 个国家和地区，中国病例最多，全球共报告临床诊断病例 8422 例，死亡 916 例，病死率 10.88%。SARS 的潜伏期通常限于 2 周之内，一般 2～10 天。人群普遍易感。SARS 病人为最主要的传染源，症状明显的病人传染性较强， 潜伏期或治愈的病人不具备传染性。以社区感染为主，自 2004 年以来，全球未报告过 SARS 人间病例。

6. 2012 年 9 月，在沙特再次出现新型冠状病毒(中东呼吸综合征病毒 MERS-CoV)，MERS 在全球共波及中东、亚洲、欧洲等 27 个国家和地区，80%的病例来自沙特阿拉伯。

潜伏期最长为14天，人群普遍易感。单峰骆驼是MERS-CoV的一大宿主，且为人间病例的主要传染来源，人与人之间传播能力有限。目前尚未找到医治该病的有效办法。

7.2020年2月11日世界卫生组织将新冠病毒命名为"COVID-19"；与此同时，国际病毒分类委员会声明，将新型冠状病毒命名为"SARS-CoV-2"(Severe Acute Respiratory Syndrome Coronavirus 2)。

二、冠状病毒的分类及特点

1.冠状病毒属于套式病毒目(Nidovirales)、冠状病毒科(Coronaviridae)、冠状病毒属(Coronavirus)，是许多家畜、宠物包括人类疾病的重要病原，引起多种急慢性疾病。根据系统发育树，冠状病毒可分为四个属：α、β、γ、δ，其中β属冠状病毒又可分为四个独立的亚群A、B、C和D群。

2.α属冠状病毒包括人冠状病毒229E、人冠状病毒NL63、长翼蝠冠状病毒HKU1、长翼蝠冠状病毒HKU8、菊头蝠冠状病毒HKU2和猪流行性腹泻病毒(Porcineepidemicdiarrheavirus,PEDV)等8个种、猪传染性胃肠炎病毒(Transmissiblegastroenteritisvirus,TGEV)、犬冠状病毒(Caninecoronavirus,CCoV)和猫冠状病毒(Felinecoronavirus,FCoV)。

3.β属冠状病毒包括人冠状病毒HKU1、鼠冠状病毒、家蝠冠状病毒HKU5、果蝠冠状病毒HKU9、严重急性呼吸综合征(severeacuterespiratorysyndromes,SARS)相关病毒等7个种、牛冠状病毒(Bovinecoronavirus,BCoV)、人冠状病毒OC43、马冠状病毒(Equlnecoronavirus,ECoV)、猪血凝性脑脊髓炎病毒(Porcinehemagglutinatin-gencephalomyelitis,PHEV)以及犬呼吸道型冠状病毒(Caninerespiratorycoron-avirus,CrCoV)等；鼠冠状病毒则包括有鼠肝炎病毒(Mousehepatitisvirus,MHV)、大鼠冠状病毒和鸟嘴海雀病毒。严重急性呼吸综合征(SARS)相关病毒包括SARS病毒和其他类似SARS病毒。

4.γ类冠状病毒主要包括禽冠状病毒如鸡传染性支气管炎病毒(Infectious bronchitis virus,IBV)、白鲸冠状病毒SW1 (Beluga whale coronavirus SW1,BWCoV-SW1)。禽冠状病毒包括引起多种禽类如鸡、火鸡、麻雀、鸭、鹅、鸽子感染的冠状病毒，其中最主要的是禽传染性支气管炎病毒。

5.δ属冠状病毒包括夜莺冠状病毒(Bulbul coronavirus HKU11,BuCoV HKU11)、鹅口疮冠状病毒(Thrush coronavirus HKU12,ThCoV HKU12)、文鸟冠状病毒(Thrush coronavirus HKU12,ThCoV HKU12)、亚洲豹猫冠状病毒《Asian Leopard Cats Coronavirus;ALCCoV)、中国白鼬獾冠状病毒(Chinese ferret-badger Coronavirus,CFBCoV)、猪δ冠状病毒(Por-cine Delatcoronavirus,PDCoV)、绣眼鸟冠状病毒(White-eye Coronavirus,WECoV)、麻雀冠状病毒(Sparrow Coronavirus,

SPCoV)、鹊鸲冠状病毒 (Magpie robin Coronavirus,MRCoV)、夜鹭冠状病毒(Night heron Coronavirus,NHCoV)、野鸭冠状病毒(Wigeon Coronavirus,WiCoV)、黑水鸡冠状病毒(Common Moorhen Coronavirus,CMCoV)。

6.尽管第一个冠状病毒在20世纪30年代就被发现,但是冠状病毒真正被引起重视是在2002—2003年SARS冠状病毒(SARS-CoV)导致的“非典”疫情波及多个国家和地区,引起了社会的恐慌后。在此之前,对冠状病毒的研究多限制在兽医领域。γ属的IBV引起的鸡传染性支气管炎在鸡群中具有高度传染性,是重要的呼吸道疾病之一,对家禽的养殖业危害很大。

第二节 新冠肺炎的临床特点及救治

一、病原学

新型冠状病毒属于β属的冠状病毒,有包膜,颗粒呈圆形或椭圆形,常为多形性,直径60～140nm。其基因特征与SARS-CoV和MERS-CoV有明显区别。具有5个必需基因,分别针对核蛋白(N)、病毒包膜(E)、基质蛋白(M)和刺突蛋白(S)4种结构蛋白及RNA依赖性的RNA聚合酶(RdRp)。核蛋白(N)包裹RNA基因组构成核衣壳,外面围绕着病毒包膜(E),病毒包膜包埋有基质蛋白(M)和刺突蛋白(S)等蛋白。刺突蛋白通过结合血管紧张素转化酶2(ACE-2)进入细胞。体外分离培养时,新型冠状病毒96个小时左右即可在人呼吸道上皮细胞内发现,而在Vero E6和Huh-7细胞系中分离培养需4～6天。

冠状病毒对紫外线和热敏感,56℃ 30分钟、乙醚、75%乙醇、含氯消毒剂、过氧乙酸和氯仿等脂溶剂均可有效灭活病毒。氯己定不能有效灭活病毒。

二、流行病学特征

(一)传染源

传染源主要是新型冠状病毒感染的患者和无症状感染者,在潜伏期即有传染性,发病后5天内传染性较强。

(二)传播途径

经呼吸道飞沫和密切接触传播是主要的传播途径。接触病毒污染的物品也可造成感染。

在相对封闭的环境中长时间暴露于高浓度气溶胶情况下存在经气溶胶传播的可能。

由于在粪便、尿液中可分离到新型冠状病毒,应注意其对环境污染造成接触传播或气溶胶传播。

(三)易感人群

人群普遍易感。感染后或接种新型冠状病毒疫苗后可获得一定的免疫力,但持续时间尚不明确。

三、病理改变

以下为主要器官病理学改变和新型冠状病毒检测结果(不包括基础疾病病变)。

(一)肺脏

肺脏呈不同程度的实变。实变区主要呈现弥漫性肺泡损伤和渗出性肺泡炎。不同区域肺病变复杂多样,新旧交错。

肺泡腔内见浆液、纤维蛋白性渗出物及透明膜形成;渗出细胞主要为单核和巨噬细胞,易见多核巨细胞。II型肺泡上皮细胞显著增生,部分细胞脱落。II型肺泡上皮细胞和巨噬细胞内可见包涵体。肺泡隔可见充血、水肿,单核和淋巴细胞浸润。少数肺泡过度充气、肺泡隔断裂或囊腔形成。肺内各级支气管黏膜部分上皮脱落,腔内可见渗出物和黏液。小支气管和细支气管易见黏液栓形成。可见肺血管炎、血栓形成(混合血栓、透明血栓)和血栓栓塞。肺组织易见灶性出血,可见出血性梗死、细菌和(或)真菌感染。病程较长的病例,可见肺泡腔渗出物机化(肉质变)和肺间质纤维化。

电镜下支气管黏膜上皮和II型肺泡上皮细胞胞质内可见冠状病毒颗粒。免疫组化染色显示部分支气管黏膜上皮、肺泡上皮和巨噬细胞呈新型冠状病毒抗原免疫染色和核酸检测阳性。

(二)脾脏、肺门淋巴结和骨髓

脾脏缩小。白髓萎缩,淋巴细胞数量减少、部分细胞坏死;红髓充血、灶性出血,脾脏内巨噬细胞增生并可见吞噬现象;可见脾脏贫血性梗死。淋巴结淋巴细胞数量较少,可见坏死。免疫组化染色显示脾脏和淋巴结内CD4+T和CD8+T细胞均减少。淋巴结组织可呈新型冠状病毒核酸检测阳性,巨噬细胞新型冠状病毒抗原免疫染色阳性。骨髓造血细胞或增生或数量减少,粒红比例增高;偶见噬血现象。

(三)心脏和血管

部分心肌细胞可见变性、坏死,间质充血、水肿,可见少数单核细胞、淋巴细胞和(或)中性粒细胞浸润。偶见新型冠状病毒核酸检测阳性。

全身主要部位小血管可见内皮细胞脱落、内膜或全层炎症;可见血管内混合血栓形成、血栓栓塞及相应部位的梗死。主要脏器微血管可见透明血栓形成。

(四)肝脏和胆囊

肝细胞变性、灶性坏死伴中性粒细胞浸润;肝血窦充血,汇管区见淋巴细胞和单核细胞浸润,微血栓形成。胆囊高度充盈。肝脏和胆囊可见新型冠状病毒核酸检测阳性。

(五)肾脏

肾小球毛细血管充血,偶见节段性纤维素样坏死;球囊腔内见蛋白性渗出物。近端小管上皮变性,部分坏死、脱落,远端小管易见管型。肾间质充血,可见微血栓形成。肾组织偶见新型冠状病毒核酸检测阳性。

(六)其他器官

脑组织充血、水肿,部分神经元变性、缺血性改变和脱失,偶见噬血现象;可见血管周围间隙单核细胞和淋巴细胞浸润。肾上腺见灶性坏死。食管、胃和肠黏膜上皮不同程度变性、坏死、脱落,固有层和黏膜下单核细胞、淋巴细胞浸润。肾上腺可见皮质细胞变性, 灶性出血和坏死。睾丸见不同程度的生精细胞数量减少,Sertoli 细胞和 Leydig 细胞变性。

鼻咽和胃肠黏膜及睾丸和唾液腺等器官可检测到新型冠状病毒。

四、临床特点

(一)临床表现

基于目前的流行病学调查,潜伏期 1～14 天,多为 3～7 天。

以发热、干咳、乏力为主要表现。部分患者以嗅觉、味减退或丧失等为首发症状,少数患者伴有鼻塞、流涕、咽痛、结膜炎、肌痛和腹泻等症状。重症患者多在发病一周后出现呼吸困难和(或)低氧血症,严重者可快速进展为急性呼吸窘迫综合征、脓毒症休克、难以纠正的代谢性酸中毒和出凝血功能障碍及多器官功能衰竭等。极少数患者还可有中枢神经系统受累及肢端缺血性坏死等表现。值得注意的是重型、危重型患者病程中可为中低热,甚至无明显发热。

轻型患者可表现为低热、轻微乏力、嗅觉及味觉障碍等,无肺炎表现。少数患者在感染新型冠状病毒后可无明显临床症状。

多数患者预后良好,少数患者病情危重,多见于老年人、有慢性基础疾病者、晚期妊娠和围产期女性、肥胖人群。

儿童病例症状相对较轻,部分儿童及新生儿病例症状可不典型,表现为呕吐、腹泻等消化道症状或仅表现为反应差、呼吸急促。极少数儿童可有多系统炎症综合征(MIS-C),出现类似川崎病或不典型川崎病表现、中毒性休克综合征或巨噬细胞活化综合征等,多发生于恢复期。主要表现为发热伴皮疹、非化脓性结膜炎、黏膜炎症、低血压或休克、凝血障碍、急性消化道症状等。一旦发生,病情可在短期内急剧恶化。

(二)实验室检查

1. 一般检查

发病早期外周血白细胞总数正常或减少,可见淋巴细胞计数减少,部分患者可出现肝酶、肌酶、肌红蛋白、肌钙蛋白和铁蛋白增高。多数患者 C 反应蛋白(CRP)和血沉升高，降钙素原正常。重型、危重型患者可见D-二聚体升高、外周血淋巴细胞进行性减少，炎症因子升高。

2.病原学及血清学检查

(1)病原学检查：采用RT-PCR和(或)NGS方法在鼻咽拭子、痰和其他下呼吸道分泌物、血液、粪便、尿液等标本中可检测出新型冠状病毒核酸。检测下呼吸道标本(痰或气道抽取物)更加准确。

核酸检测会受到病程、标本采集、检测过程、检测试剂等因素的影响，为提高检测阳性率，应规范采集标本，标本采集后尽快送检。

(2)血清学检查：新型冠状病毒特异性IgM抗体、IgG抗体阳性，发病1周内阳性率均较低。

由于试剂本身阳性判断值原因，或者体内存在干扰物质(类风湿因子、嗜异性抗体、补体、溶菌酶等)，或者标本原因(标本溶血、标本被细菌污染、标本贮存时间过长、标本凝固不全等)，抗体检测可能会出现假阳性。一般不单独以血清学检测作为诊断依据，需结合流行病学史、临床表现和基础疾病等情况进行综合判断。

对以下患者可通过抗体检测进行诊断：①临床怀疑新冠肺炎且核酸检测阴性的患者；②病情处于恢复期且核酸检测阴性的患者。

(3)实时荧光RT-PCR检测

①标本采集：选择合适的标本类型、正确的采集方法和时机对提高检测灵敏度十分重要。标本类型包括上呼吸道标本(咽拭子、鼻拭子、鼻咽抽取物)、下呼吸道标本(痰液、气道抽取物、肺泡灌洗液)、血液、粪便、尿液和结膜分泌物等。痰等下呼吸道标本检出核酸阳性率高，应优先采集。SARS-CoV-2在型肺泡细胞(AT2)中增殖，其释放峰值(peak of viral shedding)出现在发病后3～5天。因此，发病初期如核酸检测阴性，应连续随访采样检测，核酸阳性率会明显提高。

②核酸检测：是诊断SARS-CoV-2感染的首选方法。根据试剂盒说明书进行，一般过程：痰标本等经过前处理，并裂解病毒提取核酸，再用实时(real-time)荧光定量PCR技术扩增SARS-CoV-2的3个特异性基因：开放读码框架1a/b(ORF1A/b)、核壳蛋白 (N) 及包膜蛋白 (E) 基因，检测扩增后荧光强度获得结果。核酸阳性判断标准：ORF1a/b基因阳性，和(或)N基因、E基因阳性。

多种类型标本联合检测核酸有利于提高诊断阳性率。在呼吸道标本核酸阳性的确诊患者中，30%～40%的患者可在其血液中检测到病毒核酸；50%～60%的患者可在美便中检测到病毒核酸；尿液标本核酸检出阳性率很低。呼吸道标本、粪便、血液等多种类型标本联合检测有利于提高疑似病例的诊断灵敏度、患者疗效观察和制定合理的出院后隔离管理措施。

(4)病毒分离培养:病毒培养必须在获得资格的生物安全三级(BSL-3)实验室开展。简要过程:留取患者痰液、粪便等新鲜标本,接种于 Vero-E6 细胞进行病毒培养,96h 后观察细胞病变效应(CPE),并检测培养液病毒核酸阳性即提示培养成功。病毒滴度测定:将病毒原液按 10 倍系列稀释后,采用微量细胞病变法测定 TCID50,或采用蚀斑试验计数蚀斑形成单位(plaque forming unit,PFU)测定病毒感染活力。

(5)炎症反应指标的检测:建议开展 C 反应蛋白、降钙素原、铁蛋白、D- 二聚体、淋巴细胞总数及亚群、L-4、L-6、IL-10、TNF-Q、INFV 等反应机体炎症与免疫状态的检查,有助于判断临床进程,预警重症、危重症倾向,并为治疗策略制订提供依据。

大多数新冠肺炎患者降钙素原正常,C 反应蛋白显著升高,C 反应蛋白迅速大幅升高提示可能出现继发感染。重症患者 D- 二聚体水平显著升高,是患者预后不良的潜在危险因素。发病初期淋巴细胞总数较低的患者一般预后较差,且重症患者外周血淋巴细胞数量呈进行性减少重症患者 L-6、L-10 表达水平显著上升, 监测 L-6、IL-10 水平有助于评估患者重症化风险。

(6)继发细菌真菌感染的检测:重症、危重症患者易继发细菌、真菌感染。根据感染部位采集合格标本进行细菌、真菌培养。怀疑肺部继发感染,宜采集深部标本、气管吸出物、肺泡灌洗液和毛刷标本等进行培养。高热患者应及时进行血培养。留置导管的疑似脓毒症患者,同时送检外周静脉血和导管血进行培养。怀疑真菌感染患者,除真菌培养外,还建议至少每周两次送检血液 G 试验和 GM 试验。

(7)实验室安全防护:应依据不同的实验操作风险程度确定生物安全防护措施。呼吸道标本采集、核酸检测和病毒培养等操作,个人防护应按照 BSL-3 级实验室防护要求。血常规、生化、免疫检验等常规检验操作,个人防护应按照 BSL-2 级实验室防护要求。标本运送应采用符合生物安全要求的专用运输罐和运输箱。所有实验室废弃物均应严格高压消毒处理。

(8)胸部影像学:肺部影像学检查在 COVID-19 诊断、疗效监测及出院评估中具有重要价值。检查方法首选肺部高分辨率 CT;对于不便搬动的危重型患者,可选择床旁 X 线检查。一般于入院当日行基线肺部 CT 检查,若治疗后疗效不理想,2～3 天后可复查肺部 CT;治疗后症状稳定或好转,可 5～7 天后复查;危重型患者须每日复查床边胸片。

COVID-19 患者肺部 CT 早期多表现为位于肺外带、胸膜下、下叶分布的多发性斑片状磨玻璃阴影,病灶长轴多与胸膜平行;部分磨玻璃样病灶内可见小叶间隔增厚和小叶内间隔增厚,呈细小网格状,为“铺路石征”;少数病例可表现为单发、局部病变,或表现为沿支气管分布、伴周边磨玻璃样改变的结节 / 斑片状病灶。病情进展多发生在病程 7～10 天,可表现为病灶范围扩大,大片肺实变,内可见支气管充气征。危重症患者可表现为实变范围进一步扩大,全肺密度增高实变,呈“白肺”征象。病情缓解后,磨玻璃样阴影可完全吸收,部分实变病灶会遗留条索样或网格样纤维化病灶。对于病变累及多叶,尤其是动态观察发现病灶范围增大者,须警惕疾病加重。具备典型肺部 CT 表现者,即使核酸检测阴性,亦应隔离并连续行核酸检测。

(9)支气管镜技术在 COVID-19 患者诊治中具有以下价值:

①留取深部气道标本,提升病毒核酸检出阳性率及病原体培养准确率,合理指导抗菌药物应用;

②吸痰,清除血痂,解除气道梗阻;

③协助建立人工气道,引导气管插管或经皮气管切开;

④气道内给药,如滴注 α-干扰素、N-乙酰半胱氨酸;

⑤危重症患者气管镜下可见支气管黏膜广泛充血肿胀,管腔内大量黏液样分泌物潴留,严重者可见黏稠胶冻样痰液堵塞气道。

五、诊断标准

临床上应做到早诊断、早治疗、早隔离。动态观察肺部影像、氧合指数、细胞因子水平,早期发现有重症、危重症倾向的患者。SARS-CoV-2 核酸阳性是 COVID-19 确诊的金标准,但核酸检测存在假阴性现象,因此对于胸部 CT 高度疑似 COVID-19 者,即使核酸检测阴性,可先按临床诊断病例处理,进行隔离治疗并连续进行标本联合送检。COVID-19 诊断标准遵循我国新冠病毒肺炎诊疗方案,综合流行病学史(包括聚集性发病)、临床症状(发热和呼吸道症状)、肺部影像、SARS-CoV-2 核酸检测、血清特异性抗体等因素来明确诊断。

(一)疑似病例

结合下述流行病学史和临床表现综合分析,有流行病学史中的任何 1 条,且符合临床表现中任意 2 条。

无明确流行病学史的,符合临床表现中任意 2 条,同时新型冠状病毒特异性 IgM 抗体阳性;或符合临床表现中的 3 条。

1.流行病学史

(1)发病前 14 天内有病例报告社区的旅行史或居住史;

(2)发病前 14 天内与新型冠状病毒感染的患者或无症状感染者有接触史;

(3)发病前 14 天内曾接触过来自有病例报告社区的发热或有呼吸道症状的患者;

(4)聚集性发病(2 周内在小范围如家庭、办公室、学校班级等场所,出现 2 例及以上发热和/或呼吸道症状的病例)。

2.临床表现

(1)发热和(或)呼吸道症状等新冠肺炎相关临床表现;

(2)具有上述新型冠状病毒肺炎影像学特征;

(3)发病早期白细胞总数正常或降低,淋巴细胞计数正常或减少。

(二)确诊病例

疑似病例同时具备以下病原学或血清学证据之一者:

1.实时荧光RT-PCR检测新型冠状病毒核酸阳性;

2.病毒基因测序,与已知的新型冠状病毒高度同源;

3.血清新型冠状病毒特异性IgM抗体和IgG抗体阳性;

4.血清新型冠状病毒特异性IgG抗体由阴性转为阳性或恢复期IgG抗体滴度较急性期4倍及以上升高。

六、临床分型

1.轻型:临床症状轻微,影像学未见肺炎表现;

2.普通型:具有发热、呼吸道等症状,影像学可见肺炎表现;

3.重型:

(1)成人符合下述任何一条者:

①出现气促,呼吸频率≥30次/分钟;

②静息状态下,吸空气时指氧饱和度≤93%;

③动脉血氧分压(PaO_2)/吸氧浓度(FiO_2)≤300mmHg(1mmHg=0.133kPa);

高海拔(海拔超过1000米)地区应根据以下公式对PaO_2/FiO_2进行校正:PaO_2/FiO_2×[760/大气压(mmHg)]。

④临床症状进行性加重,肺部影像学显示24～48小时内病灶明显进展>50%者。

(2)儿童符合下列任何一条:

①持续高热超过3天;

②出现气促(<2月龄,RR≥60次/分;2～12月龄,R≥50次/分;1～5岁,RR≥40次/分;>5岁,RR≥30次/分),除外发热和哭闹的影响;

③静息状态下,指氧饱和度≤92%;

④辅助呼吸(呻吟、鼻翼扇动、三凹征);

⑤出现嗜睡、惊厥;

⑥拒食或喂养困难,有脱水征。

4.危重型:符合以下情况之一者,出现呼吸衰竭且需要机械通气,或者出现休克,或者合并其他器官功能衰竭需ICU监护治疗。针对危重型,我们根据氧合指数、呼吸系统顺应性等情况,进一步分为早期、中期晚期。

(1)早期:100mmHg<氧合指数≤150mmHg,呼吸系统顺应性≥30mL/cmH_2O,未合并肺以外脏器功能衰竭的,通过积极抗病毒、抗细胞因子风暴、对症支持处理,恢复机会较大。

(2)中期：指氧合指数 60mmHg＜氧合指数≤100mmHg，30mL/cmH_2O＞呼吸系统顺应性≥15mL/cmH_2O，可同时合并其他脏器功能轻中度受损。

(3)晚期：指氧合指数≤60mmHg，呼吸系统顺应性＜15mL/cmH_2O 两肺弥漫性实变，需要人工膜肺支持，或出现其他重要脏器功能衰竭的，死亡风险显著提高。

七、重型/危重型高危人群

1. 大于 65 岁老年人；

2. 有心脑血管疾病(含高血压)、慢性肺部疾病(慢性阻塞性肺疾病、中度至重度哮喘)、糖尿病、慢性肝脏、肾脏疾病、肿瘤等基础疾病者；

3. 免疫功能缺陷(如艾滋病患者、长期使用皮质类固醇或其他免疫抑制药物导致免疫功能减退状态)；

4. 肥胖(体质指数≥30)；

5. 晚期妊娠和围产期女性；

6. 重度吸烟者。

八、重型、危重型临床预警指标

(一)成人

有以下指标变化应警惕病情恶化：

1. 低氧血症或呼吸窘迫进行性加重；

2. 组织氧合指标恶化或乳酸进行性升高；

3. 外周血淋巴细胞计数进行性降低或外周血炎症标记物如 IL-6、CRP、铁蛋白等进行性上升；

4. D- 二聚体等凝血功能相关指标明显升高；

5. 胸部影像学显示肺部病变明显进展。

(二)儿童

1. 呼吸频率增快；

2. 精神反应差、嗜睡；

3. 乳酸进行性升高；

4. CRP、PCT、铁蛋白等炎症标记物明显升高；

5. 影像学显示双侧或多肺叶浸润、胸腔积液或短期内病变快速进展；

6. 有基础疾病(先天性心脏病、支气管肺发育不良、呼吸道畸形、异常血红蛋白、中度营养不良等)，有免疫缺陷或低下(长期使用免疫抑制剂)和新生儿。

九、鉴别诊断

1. 新型冠状病毒感染轻型表现需与其他病毒引起的上呼吸道感染相鉴别；

2. 新型冠状病毒肺炎主要与流感病毒、腺病毒、呼吸道合胞病毒等其他已知病毒性肺炎及肺炎支原体感染鉴别，尤其是对疑似病例要尽可能采取包括快速抗原检测和多重 PCR 核酸检测等方法，对常见呼吸道病原体进行检测；

3. 还要与非感染性疾病，如血管炎、皮肌炎和机化性肺炎等鉴别；

4. 儿童患者出现皮疹、黏膜损害时，需与川崎病鉴别。

十、病例的发现与报告

各级各类医疗机构的医务人员发现符合病例定义的疑似病例后，应当立即进行单人间隔离治疗，院内专家会诊或主诊医师会诊，仍考虑疑似病例，在 2 小时内进行网络直报，并采集标本进行新型冠状病毒核酸检测，同时在确保转运安全前提下立即将疑似病例转运至定点医院。与新型冠状病毒感染者有密切接触的患者，即便常见呼吸道病原检测阳性，也建议及时进行新型冠状病毒病原学检测。

疑似病例连续两次新型冠状病毒核酸检测阴性（采样时间至少间隔 24 小时）且发病 7 天后新型冠状病毒特异性抗体 IgM 和 1gG 仍为阴性可排除疑似病例诊断。

对于确诊病例应在发现后 2 小时内进行网络直报。

十一、治疗

（一）根据病情确定治疗场所

1. 疑似及确诊病例应在具备有效隔离条件和防护条件的定点医院隔离治疗，疑似病例应单人单间隔离治疗，确诊病例可多人收治在同一病室。

2. 危重型病例应当尽早收入 ICU 治疗。

（二）一般治疗

1. 卧床休息，加强支持治疗，保证充分能量摄入；注意水、电解质平衡，维持内环境稳定；密切检测生命体征、指氧饱和度等。

2. 根据病情监测血常规、尿常规、CRP、生化指标（肝酶、心肌酶、肾功能等）、凝血功能、动脉血气分析、胸部影像学等。有条件者可行细胞因子检测。

3. 及时给予有效氧疗措施，包括鼻导管、面罩给氧和经鼻高流量吸氧。有条件可采用氢氧混合吸入气（H_2/O_2：66.6%/33.3%）治疗。

（三）抗病毒治疗

在抗病毒药物应急性临床试用过程中，相继开展了多项临床试验，虽然仍未发现经严格“随机、双盲、安慰剂对照研究”证明有效的抗病毒药物，但某些药物经临床观察研究显示可能具有一定的治疗作用。目前较为一致的意见认为，具有潜在抗病毒作用的药物应在病程早期使用，建议重点应用于有重症高危因素及有重症倾向的患者。

不推荐单独使用洛匹那韦 / 利托那韦和利巴韦林，不推荐使用羟氯喹或联合使用阿奇霉素。以下药物可继续试用，在临床应用中进一步评价疗效。

1. α－干扰素：成人每次 500 万或相当剂量，加入灭菌注射用水 2ml，每日 2 次，雾化吸入，疗程不超过10天。

2.利巴韦林：建议与干扰物（剂量同上）或洛匹那韦/利托那韦（成人单次200mg/50mg/粒，每次2粒，每日2次）联合应用，成人单次500mg，2～3/日次静脉输注，治疗时间不超过10天。

3.磷酸氯喹：适用于18～65岁，且体重大于50kg成人，500mg/次，每日两次，第3～7天500mg/次，2次/日，治疗7天；当体重小于50kg时，第1～2天，500mg/次，2次/日，而在第3～7天时，500mg/次，1次/日。

4.阿比多尔：成人200mg/次，3次/日，疗程不超过10天。

要注意上述药物的不良反应、禁忌证以及与其他药物的相互作用等问题。不建议同时应用3种以上抗病毒药物，出现不可耐受的毒副作用时应停止使用相关药物。对孕产妇患者的治疗应考虑妊娠周数，尽可能选择对胎儿影响较小的药物，以及考虑是否终止妊娠后再进行治疗，并知情告知。

（四）免疫治疗

1.康复者恢复期血浆：适用于病情进展较快、重型和危重型患者。用法用量参考《新冠肺炎康复者恢复期血浆临床治疗方案（试行第二版）》。

2.静注COVID-19人免疫球蛋白：可应急用于病情进展较快的普通型和重型患者。推荐剂量为普通型20ml、重型40ml，静脉输注，根据患者病情改善情况，可隔日再次输注，总次数不超过5次。

3.托珠单抗：对于双肺广泛病变者及重型患者，且实验室检测IL-6水平升高者，可试用。具体用法：首次剂量4～8mg/kg，推荐剂量400mg，0.9%生理盐水稀释至100ml，输注时间大于1小时；首次用药疗效不佳者，可在首剂应用12小时后追加应用一次（剂量同前），累计给药次数最多为2次，单次最大剂量不超过800mg。注意过敏反应，有结核等活动性感染者禁用。

（五）糖皮质激素治疗

对于氧合指标进行性恶化、影像学进展迅速、机体炎症反应过度激活状态的患者，酌情短期内（一般建议3～5日，不超过10日）使用糖皮质激素，建议剂量相当于甲泼尼龙0.5～1mg/kg/日，应当注意较大剂量糖皮质激素由于免疫抑制作用，可能会延缓对病毒的清除。

（六）重型、危重型病例的治疗

1.治疗原则：在对症治疗的基础上，积极防治并发症，治疗基础疾病，预防继发感染，及时进行器官功能支持。

2.呼吸支持

（1）鼻导管或面罩吸氧

PaO_2/FiO_2 低于 300mmHg 的重型患者均应立即给予氧疗。接受鼻导管或面罩吸氧后，短时间（1～2 小时）密切观察，若呼吸窘迫和（或）低氧血症无改善，应使用经鼻高流量氧疗（HFNC）或无创通气（NIV）。

（2）经鼻高流量氧疗或无创通气

PaO_2/FiO_2 低于 200mmHg 应给予经鼻高流量氧疗（HFNC）或无创通气（NIV）。接受 HFNC 或 NIV 的患者，无禁忌证的情况下，建议同时实施俯卧位通气，即清醒俯卧位通气，俯卧位治疗时间应大于 12 小时。

部分患者使用 HFNC 或 NIV 治疗的失败风险高，需要密切观察患者的症状和体征。若短时间（1～2 小时）治疗后病情无改善，特别是接受俯卧位治疗后，低氧血症仍无改善，或呼吸频数、潮气量过大或吸气努力过强等，往往提示 HFNC 或 NIV 治疗疗效不佳，应及时进行有创机械通气治疗。

（3）有创机械通气

一般情况下，PaO_2/FiO_2 低于 150mmHg，应考虑气管插管，实施有创机械通气。但鉴于重症新型冠状病毒肺炎患者低氧血症的临床表现不典型，不应单纯把 PaO_2/FiO_2 是否达标作为气管插管和有创机械通气的指征，而应结合患者的临床表现和器官功能情况实时进行评估。值得注意的是，延误气管插管，带来的危害可能更大。

早期恰当的有创机械通气治疗是危重型患者重要的治疗手段。实施肺保护性机械通气策略。对于中重度急性呼吸窘迫综合征患者，或有创机械通气 FiO_2 高于 50%时，可采用肺复张治疗。并根据肺复张的反应性，决定是否反复实施肺复张手法。应注意部分新冠肺炎患者肺可复张性较差，应避免过高的 PEEP 导致气压伤。

（4）体外膜肺氧合（ECMO）

ECMO 启动时机。在最优的机械通气条件下（FiO2≥80%，潮气量为 6ml/kg 理想体重，PEEP≥5cmH₂O，且无禁忌证），且保护性通气和俯卧位通气效果不佳，并符合以下之一，应尽早考虑评估实施 ECMO：

①PaO_2/FiO_2＜50 mmHg 超过 3 小时；

②PaO_2/FiO_2＜80 mmHg 超过 6 小时；

③动脉血 pH＜7.25 且 $PaCO_2$＞60mmHg 超过 6 小时，且呼吸频率＞35 次 / 分；

④呼吸频率＞35 次 / 分时，动脉血 pH＜7.2 且平台压＞30cmH_2O；

⑤合并心源性休克或者心脏骤停。

符合 ECMO 指征，且无禁忌证的危重型患者，应尽早启动 ECMO 治疗，延误时机，导致患者预后不良。ECMO 模式选择。仅需呼吸支持时选用静脉 - 静脉方式 ECMO（VV-ECMO），是最为常用的方式；需呼吸和循环同时支持则选用静脉 - 动脉方式 ECMO（VA-ECMO）；VA-ECMO 出现头臂部缺氧时可采用 VAV-ECMO 模式。实施 ECMO 后，严格实施肺保护性肺通气策略。推荐初始设置：潮气量＜4～6ml/Kg 理想体重，平台压≤25cmH_2O，驱动压＜15cmH_2O，PEEP5～15cmH_2O，呼吸频率 4～10 次 / 分，FiO2＜50%。对于氧合功能难以维持或吸气努力强、双肺重力依赖区实变明显、或需积极气道分泌物引流的患者，可联合俯卧位通气。

儿童心肺代偿能力较成人弱，对缺氧更为敏感，需要应用比成人更积极的氧疗和通气支持策略，指征应适当放宽；不推荐常规应用肺复张。

3. 循环支持：在充分液体复苏的基础上，改善微循环，并使用血管活性药物，对患者血压、心率和尿量进行密切监测，及动脉血气分析中的乳酸和碱剩余；必要时，进行无创或者有创血流动力学监测，基本监测手段：超声多普勒、超声心动图、有创血压或持续心排血量监测。患者心率突然增快且超过基础值的 20%；或血压突然下降基础值的 20%以上；或伴皮肤灌注不良、尿量减少，应密切观察患者是否存在脓毒症休克，消化道出血或心功能衰竭。在救治过程中注意液体平衡，避免不足和过量。

4. 抗凝治疗：重型或危重型患者合并血栓栓塞风险较高。对无抗凝禁忌证者，同时 D- 二聚体明显增高者，建议预防性使用抗凝药物。发生血栓栓塞事件时，按照相应指南进行抗凝治疗。

5. 急性肾损伤和肾替代治疗：危重症患者可合并急性肾损伤，应积极寻找致病因，如低灌注和药物因素。在积极纠正病因的同时，注意维持水、电解质、酸碱平衡。连续性肾替代治疗(CRRT)的指征包括：①高钾血症；②严重酸中毒；③利尿剂无效的肺水肿或水负荷过重。

6. 血液净化治疗：血液净化系统包括血浆置换、吸附、灌流、血液 / 血浆过滤，能消除炎症因子，阻断“细胞因子风暴”，从而减轻炎症因组反应对机体的损伤。可用于重型、危重型患者细胞因子风暴早中期的救治。

7. 儿童多系统炎症综合征：治疗原则是多学科合作，尽早抗炎、纠正休克和出凝血功能障碍、脏器功能支持，必要时抗感染治疗。有典型或不典型川崎病表现者，与川崎病经典治疗方案相似。以静脉用丙种球蛋白(IVIG)、糖皮质激素及口服阿司匹林等治疗为主。

8. 其他治疗措施可考虑使用血必净治疗；可使用肠道微生态调节剂，维持肠道微生态平衡，预防继发细菌感染；儿童重型、危重型病例可酌情考虑使用 IVIG。妊娠合并重型或危重型患者应积极终止妊娠，剖腹产为首选。患者常存在焦虑恐惧情绪，应当加强心理疏导，必要时辅以药物治疗。

(七) 中医治疗

本病属于“疫”病范畴，病因是因为感受“疫戾”之气，各地可根据病情、当地气候特点以及不同体质等情况，参照下列方案进行辨证论治。涉及超药典剂量，应当在医师指导下使用。

1. 医学观察期

临床表现1：乏力伴胃肠不适

推荐中成药：藿香正气胶囊（丸、水、口服液）

临床表现2：乏力伴发热

推荐中成药：金花清感颗粒、连花清瘟胶囊（颗粒）、疏风解毒胶囊（颗粒）

2. 临床治疗期（确诊患者）

（1）清肺排毒汤

适用范围：结合多地医生临床观察，适用于轻型、普通型、重型患者，在危重型患者救治中可结合患者实际情况合理使用。

基础方剂：麻黄9g、炙甘草6g、杏仁9g、生石膏15～30g（先煎）、桂枝9g、泽泻9g、猪苓9g、白术9g、茯苓15g、柴胡16g、黄芩6g、生姜9g、姜半夏9g、紫菀9g、冬花9g、射干9g、细辛6g、山药12g、枳实6g、陈皮6g、藿香9g。

服法：传统中药饮片，用水煎服，每日1付，早晚各1次，温服，3付1个疗程。

如有条件，每次服完药可加服大米汤半碗，舌干津液亏虚者可多服至一碗。（注：如患者不发热则生石膏的用量要小，发热或壮热可加大生石膏用量）。若症状好转而未痊愈则服用第二个疗程，若患者有特殊情况或其他基础病，第二疗程可以根据实际情况修改处方，症状消失则停药。

处方来源：国家卫生健康委办公厅国家中医药管理局办公室《关于推荐在中西医结合救治新型冠状病毒感染的肺炎中使用“清肺排毒汤”的通知》（国中医药办医政函〔2020〕22号）。

（2）轻型

①寒湿郁肺证

临床表现：发热、乏力、周身酸痛、咳嗽、咯痰、胸紧憋气、纳呆、恶心、呕吐、大便黏腻不爽。舌质淡胖齿痕或淡红，苔白厚腐腻或白腻，脉濡或滑。

推荐处方：寒湿疫方

基础方剂：生黄麻6g、生石膏15g、杏仁9g、羌活15g、葶苈子15g、贯众9g、地龙15g、徐长卿15g、藿香15g、佩兰15g、苍术9g、白苓45g、生白术30g、焦三仙9g、厚朴15g、焦槟榔9g、煨草果9g、生姜15g。

服法：每日1剂，水煎600ml，分3次服用，早中晚各1次，饭前服用。

②湿热蕴肺证

临床表现：低热或者不发热，有微寒、乏力、头身困重、肌肉酸痛问题，同时干咳痰多、咽痛、口感不欲多饮；此外部分患者有胸闷脘痞、无汗或出汗不畅、纳呆、恶心呕吐、大便粘黏不爽、舌淡红、苔白厚腻或脉滑数或濡。

基础方剂：槟榔 10g、草果 10g、厚朴 10g、知母 10g、黄芩 10g、柴胡 10g、赤芍 10g、连翘 15g、青蒿 10g(后下)、苍术 10g、大青叶 10g、生甘草 5g。

服法：每日 1 剂，水煎 400ml，分 2 次服用，早晚各 1 次。

(3)普通型

①湿毒郁肺证

临床表现：发热、咳嗽少痰、黄痰，憋闷气促，腹胀、便秘不畅、舌质暗红、舌体胖、苔黄腻或黄燥、脉滑或弦滑。

基础方剂：生麻黄 6g、苦杏仁 15g、生石膏 30g、生薏苡仁 30g、茅苍术 10g、广藿香 15g、青蒿草 12g、虎杖 20g、马鞭草 30g、干芦根 30g、葶苈子 15g、化橘红 15g、生甘草 10g。

服法：每日 1 剂，水煎 400ml，分 2 次服用，早晚各 1 次。

②寒湿阻肺证

临床表现：地热、身热不扬或未热；干咳少痰；倦怠乏力、胸闷脘痞；便溏、舌质淡或淡红，苔白或白腻，脉濡。

推荐处方：苍术 15g、陈皮 10g、厚朴 10g、藿香 10g、草果 6g、生麻黄 6g、羌活 10g、生姜 10g、槟榔 10g。

服法：每日 1 剂，水煎 400ml，分 2 次服用，早晚各 1 次。

(4)重型

①疫毒闭肺症

临床表现：发热面红、咳嗽、痰黄黏少，痰中带血、喘憋气促、疲乏倦怠、口干苦粘、恶心不食、大便不畅、小便短赤、舌红、苔黄腻、脉滑数。

推荐处方：化湿败毒方

方剂成分：生麻黄 6g、杏仁 9g、生石膏 15g、甘草 3g、藿香 10g、厚朴 10g、苍术 15g、草果 10g、法半夏 9g、茯苓 15g、生大黄 5g、生黄芪 10g、葶苈子 10g、赤芍 10g。

服法：每日 1～2 剂，水煎 100～200ml，分 2～4 次服用，口服或鼻饲。

②气营两燔证

临床表现：大热烦渴，喘憋气促，谵语神昏，视物错瞀，或出斑疹、吐血、衄血、四肢抽搐表现，舌绛少苔或者无苔。脉沉细数或浮大而数。

推荐处方：生石膏 30～60g(先煎)、知母 30g、生地 30～60g、水牛角 30g、赤芍 30g、玄参 30g、连翘 15g、丹皮 15g、黄连 6g、竹叶 12g、葶苈子 15g、生甘草 6g。

服法：每日 1 剂，水煎服，先煎石膏、水牛角后下诸药，100～200ml，分 2～4 次服用，口服或者鼻饲。

推荐中成药：喜炎平注射液、血必净注射液、热毒宁注射液、痰热清注射液、醒脑静注射液。功效相近的药物根据个体情况可选择一种，也可根据临床症状联合使用两种。中药注射剂可与中药汤剂联合使用。

(5)危重型

内闭外脱证

临床表现：呼吸困难、动辄气喘或需要机械通气，伴神昏，烦躁，汗出肢冷，舌质紫暗，苔厚腻或燥，脉浮大无根。

推荐处方：人参 15g、黑顺片 10g(先煎)、山茱萸 15g，送服苏合香丸或安宫牛黄丸。

出现机械通气伴腹胀便秘或大便不畅者，可用生大黄 5～10g。出现人机不同步情况，在镇静和肌松剂使用的情况下，可用生大黄 5～10g 和芒硝 5～10g。

推荐中成药：血必净注射液、热毒宁注射液、痰热清注射液、醒脑静注射液、参附注射液、生脉注射液、参麦注射液。功效相近的药物根据个体情况可选择一种，也可根据临床症状联合使用两种。中药注射剂可与中药汤剂联合使用。

注：重型和危重型中药注射剂推荐用法。

使用中药注射剂遵照药品说明书从小剂量开始、逐步辨证调整的原则，推荐如下用法：

病毒感染或合并轻度细菌感染：0.9%氯化钠注射液 250ml 加喜炎平注射液 100ml2/ 日，或 0.9%氯化钠注射液 250ml 加热毒宁注射液 20ml，或 0.9%氯化钠注射液 250ml 加痰热清注射液 40ml bid。

高热伴意识障碍：0.9%氯化钠注射液加醒脑静注射液 20ml bid。

全身炎症反应综合征和 / 或多器官功能衰竭：0.9%氯化钠注射液加血必净注射液 100ml bid。

免疫抑制：葡萄糖注射液 250ml 加参麦注射液 100ml 或生脉注射液 20～60ml bid。

3.恢复期

(1)肺脾气虚证

临床表现：气短、倦怠乏力、纳差呕恶、痞满、大便无力、便溏不爽。舌淡胖、苔白腻。

推荐处方：法半夏 9g、陈皮 10g、党参 15g、炙黄芪 30g、炒白术 10g、茯苓 15g、藿香 16g、砂仁 6g、甘草 6g。

服法：每日 1 剂，水煎 400ml，早 1 次，晚 1 次。

(2)气阴两虚证

临床表现：患者乏力，气短、口感、口渴、心悸、汗多、纳差症状明显，干咳少痰、舌干少津、脉细虚无力。

推荐处方:南北沙参各 10g、麦冬 15g、西洋参 6g、五味子 6g、生石膏 15g、淡竹叶 10g、桑叶 10g、芦根 15g、丹参 15g、生甘草 6g。

服法:每日 1 剂,水煎 400ml,早 1 次,晚 1 次。

(八)早期康复

重视患者早期康复介入,针对新冠肺炎患者呼吸功能、躯体功能以及心理障碍,积极开展康复训练和干预,尽最大可能恢复体能、体质和免疫能力。

第三节 新冠肺炎消毒隔离及防护工作流程

一、新冠肺炎消毒标准操作流程

(一)空气消毒

1. 推荐通风,机械通风或自然通风。

2. 空气消毒机消毒,每天 3 次,每次 2 小时。

3. 感染患者出院后要进行终末消毒。

(二)物体表面的清洁消毒

1. 物体表面首选 2000~5000mg/L 的含氯消毒液擦拭消毒,每天至少 3 次,遇不耐腐蚀的使用 2%双链季铵盐或 75%的乙醇擦拭消毒,至少每日 3 次。

2. 有肉眼可见污染物应先使用一次性吸水材料蘸取 5000mg/L 的含氯消毒液完全清除污染物,然后用 2000mg/L 的含氯消毒液擦拭消毒。

(三)地面清洁消毒

1. 湿式清洁消毒,无明显污染物时用 2000mg/L 的含氯消毒液擦拭消毒,每天至少 3 次,遇污染随时消毒。

2. 从相对清洁区域到污染区域的顺序拖地,采用‘S’形顺序擦拭。

3. 有肉眼可见污染物应先使用一次性吸水材料蘸取 5000mg/L 的含氯消毒液,完全清除污染物,然后用 2000mg/L 的含氯消毒液擦拭消毒。

(四)织物的消毒

1. 床单、被套、枕套等直接接触患者的床上用品,一人一更换,或者用一次性的被服。

2. 被芯、枕芯、褥子、床垫等间接接触患者的床上用品要进行终末消毒。

3. 用床单元臭氧消毒机对病床进行消毒 60 分钟。

4. 隔离患者、疑似患者及确诊患者使用过的被服,拆换下来后立即用 2000mg/L 的含氯消毒液浸泡 1 小时后,再装入密封袋中当面交接洗衣房专职人员进行处置。

(五)清洁工具处理

1. 抹布一人一用一清洗消毒。(2000mg/L 的含氯消毒液浸泡消毒)

2. 拖布:分区使用,并有明确的颜色标记。(2000～5000mg/L 的含氯消毒液浸泡消毒)

3. 消毒后的拖布要晾干备用。

(六)复用物品如诊疗器械、器具的消毒

2000mg/L～5000mg/L 的含氯消毒液就地浸泡消毒至少 30 分钟,双层医废袋专人运送至患者入口,当面交接供应室专职人员进行处置。不能浸泡消毒的诊疗器械、器具和物品用紫外线消毒柜消毒。

(七)终末消毒

终末消毒:接诊患者的诊室或候诊室,当该病人离开后,应当对其房间的环境和使用的物品进行终末消毒。

1. 空气消毒:紫外线灯消毒 1 小时或空气消毒机按产品说明,并做好通风。

2. 物表及地面的消毒:可先用 2000mg/L 的含氯消毒液擦拭物表,地面用 2000～5000mg/L 的含氯消毒液拖擦。

二、新冠肺炎医务人员防护流程

医院应当规范消毒、隔离和防护工作,储备质量合格、数量充足的防护物资,如消毒产品和医用外科口罩、医用防护口罩、隔离衣、护目镜、防护服等防护用品,确保医务人员个人防护到位。在严格落实标准预防的基础上,强化接触传播、飞沫传播和空气传播的感染防控。正确选择和佩戴口罩、手卫生是感染防控的关键措施。

(一)医务人员应当强化标准预防措施的落实,做好发热门诊、病区的通风管理,严格落实《医务人员手卫生规范》要求,佩戴医用外科口罩/医用防护口罩,必要时戴乳胶手套

(二)采取飞沫隔离、接触隔离和空气隔离防护措施,根据不同情形,做到以下防护

1. 接触患者的血液、体液、分泌物、排泄物、呕吐物及污染物品时:戴清洁手套,脱手套后洗手。

2. 可能受到患者血液、体液、分泌物等喷溅时:戴医用防护口罩、护目镜、穿防渗隔离衣。

3. 为疑似患者或确诊患者实施可能产生气溶胶的操作(如气管插管、无创通气、气管切开,心肺复苏,气管镜检查等)时:

(1)采取空气隔离措施;

(2)佩戴医用防护口罩,并进行密闭性能检测;

(3)眼部防护(如护目镜或面罩);

(4)穿防体液渗入的防护服,戴手套;

(5)操作应当在通风良好的房间或负压病房内进行;

(6)房间中人数限制在患者所需护理和支持的最低数量。

(三)医务人员使用的防护用品应当符合国家有关标准

(四)医用外科口罩、医用防护口罩、护目镜、隔离衣等防护用品被患者血液、体液、分泌物等污染时应当及时更换

(五)正确使用防护用品,戴手套前应当洗手,脱去手套或隔离服后应当立即流动水洗手或使用快速手消

(六)严格执行锐器伤防范措施

(七)每位患者用后的医疗器械、器具应当按照《医疗机构消毒技术规范》要求进行清洁与消毒

(八) 对密切接触过确诊或疑似病例的医护人员应在医院规定的区域隔离 10~14 天,每天监测体温 2 次,并向院感科通报临床表现情况

三、医务人员穿脱防护服流程

(一)医务人员进入发热门诊、隔离病区戴穿防护用品程序

洗手衣裤→洗手→戴医用防护口罩→戴帽子→穿沙滩鞋→穿第一层鞋套→穿防护服→穿第二层鞋套→戴第一层手套(防护服里面)→戴第二层手套(防护服外面,紧紧包裹防护服袖口)→戴护目镜→检查穿戴是否符合防护要求

(二)医务人员离开隔离病区脱摘防护用品程序

第一缓冲间

消毒双手→摘护目镜 (闭眼睛)→消毒双手→脱外层鞋套→消毒双手→脱外层手套→消毒双手

第二缓冲间

消毒双手→脱防护服→消毒双手→脱鞋套→消毒双手→脱手套→消毒双手→更换拖鞋→放沙滩鞋(专用桶)→消毒双手→更换拖鞋进第三缓冲间

第三缓冲间

消毒双手→戴手套→摘帽子→摘医用防护口罩 (闭眼睛)→消毒双手→脱手套→消毒双手→更换拖鞋进淋浴间

(三)一次性医用外科口罩、医用防护口罩、防护服或者隔离衣等防护用品被患者血液、体液、分泌物等污染时应当立即更换

(四)下班前应当进行个人卫生处置,并注意呼吸道与黏膜的防护

四、新冠临床标本运送流程

1. 从事新型冠状病毒检测标本采集的技术人员应经过生物安全培训(培训合格)和具备相应的实验技能。

2. 采集人员做好三级防护,将密闭后的标本放入生物安全箱内,喷洒消毒液。

3. 将采集的标本移交给病区外的人员快速送到 PCR 实验室：运送人员做好二级防护。

五、新冠肺炎医疗废物收集与处置流程

1. 医疗废物分类

(1)感染性废物：携带病原微生物具有引发感染性疾病传播危险的医疗废物，包括：被病人血液、体液、排泄物污染的物品(如：棉球、棉签、引流棉条、纱布及其他各种敷料；一次性使用卫生用品、一次性使用医疗用品及一次性医疗器械；废弃的被服；其他被病人血液、体液、排泄物污染的物品)；医疗机构收治的隔离传染病病人或者疑似传染病病人产生的生活垃圾；病原体的培养基、标本和菌种、毒种保存液；各种废弃的医学标本；废弃的血液、血清；使用后的一次性使用医疗用品及一次性医疗器械视为感染性废物。

(2)病理性废物：诊疗过程中产生的人体废弃物和医学实验动物尸体等。

(3)损伤性废物：能够刺伤或者割伤人体的废弃的医用锐器，包括：医用针头、缝合针；各类医用锐器(如解剖刀、手术刀、备皮刀、手术锯等)载玻片、玻璃试管、玻璃安瓿等。

(4)药物性废物：过期、淘汰、变质或者被污染的废弃的药品，包括：废弃的一般性药品(如抗生素、非处方类药品等)废弃的细胞毒性药物和遗传毒性药物。

(5)化学性废物：具有毒性、腐蚀性、易燃易爆性的废弃的化学物品，包括：医学影像室、实验室废弃的化学试剂；废弃的过氧乙酸、戊二醛等化学消毒剂；废弃的汞血压计、汞温度计。

2. 感染性废物、病理性废物、损伤性废物、药物性废物及化学性废物不能混合收集。少量的药物性废物可以混入感染性废物，但应当在标签上注明。

3. 新型冠状病毒病人的呼吸道分泌物、排泄物、呕吐物应当按照国家规定严格消毒(5000mg/L 含氯消毒剂或过氧乙酸等高效消毒剂)，达到国家规定的排放标准后方可排入污水处理系统。

4. 患者使用后的一次性被服严格按感染性废物处理。

5. 新型冠状病毒病人或者疑似病人产生的生活垃圾，按照医疗废物进行管理和处置。

6. 咽拭子、血样标本及核酸检测后的医疗废物就地高压灭菌处理。

7. 发热门诊产生的医疗废物应日产日清，专人单独转运并及时转运到医废暂存处，分类放置。

8. 医疗废物收集贮存运送的专用工具容器要防渗漏、遗洒，并有警示标识。转送的医疗废物进行严格交接登记(时间、名称、重量)并双签名。

9. 医废收集转运人员固定。医废转运人员要有有效的职业防护措施。

10. 医疗废物中的病原体的培养基、标本、菌种和毒种保存液等高危废物，在交医疗废物处置单位前应当就地消毒。

六、新冠肺炎医疗废物转运工作流程

1. 根据医疗废物的类别，将医疗废物分置于符合《医疗废物专用包装物、容器的标准和警示标识的规定》的包装物或者容器内。

2. 在盛装医疗废物前，应当对医疗废物包装物或者容器进行认真检查，确保无破损、渗漏和其他缺陷。

3. 隔离的传染病病人或者疑似传染病病人产生的医疗废物应当使用双层包装物，并及时密封。

4. 放入包装物或者容器内的感染性废物、病理性废物、损伤性废物不得取出。

5. 盛装的医疗废物达到包装物或者容器的3/4时，应当使用有效的封口方式，使包装物或者容器的封口紧实、严密。

6. 包装物或者容器的外表面被感染性废物污染时，应当对被污染处进行消毒处理或者增加一层包装。

7. 盛装医疗废物的每个包装物、容器外表面应当有警示标识，在每个包装物、容器上应当系中文标签，中文标签的内容应当包括：医疗废物产生单位、产生日期、类别及需要的特别说明等。

8. 运送人员每天从医疗废物产生地点将分类包装的医疗废物按照规定的时间和路线运送至内部指定的暂时贮存地点。

9. 运送人员在运送医疗废物前，应当检查包装物或者容器的标识、标签及封口是否符合要求，不得将不符合要求的医疗废物运送至暂时贮存地点。

10. 运送人员在运送医疗废物时，应当防止造成包装物或容器破损和医疗废物的流失、泄漏和扩散，并防止医疗废物直接接触身体。

11. 运送医疗废物应当使用防渗漏、防遗撒、无锐利边角、易于装卸和清洁的专用运送工具。

12. 每天运送工作结束后，应当对运送工具及时先用2000mg/L含氯消毒液进行喷洒消毒，再进行清洁和消毒。

13. 医疗卫生机构应当建立医疗废物暂时贮存设施、设备，不得露天存放医疗废物。

14. 医疗废物转交出去后，应当对暂时贮存地点、设施及时进行清洁和消毒处理。

15. 医废收集转运人员固定。医废转运人员要有有效的职业防护措施。

16. 医疗废物中的病原体的培养基、标本、菌种和毒种保存液等高危废物，在交医疗废物置单位前应当就地消毒。

17. 医院发生医疗废物流失、泄漏、扩散和意外事故时，应当按照应急预案进行处理。

18. 医院应当根据接触医疗废物种类及风险大小的不同，采取适宜、有效的职业卫生防护措施，为医院内从事医疗废物分类收集、运送、暂时贮存和处置等工作的人员和管理人员配备必要的防护用品，定期进行健康检查，必要时，对有关人员进行免疫接种，防止其受到健康损害。

19. 医院的工作人员在工作中发生被医疗废物刺伤、擦伤等伤害时，应当采取相应的处理措施，并及时报告院感科。

七、新冠肺炎医疗废物意外事故发生时的应急方案

1. 在收集转运医疗废物当中发生医疗废物泄漏、溢出、散落时，转运人员立即向医院应急办报告，必要时和市卫健委应急办联系，以取得他们的支持。总务科和院感科要第一时间赶到现场。

2. 确定流失、泄漏、扩散的医疗废物的类别、数量、发生时间、影响范围及程度。

3. 后勤和院感科尽快组织有关人员对发生医疗废物泄漏扩散的现场进行处理。

4. 对被医疗废物污染的区域进行处理时，要尽量减少对病人、医务人员及现场其他人员和环境的影响。

5. 转运人员对泄漏、溢出、散落的医疗废物迅速进行收集、清理和消毒处理。对于液体溢出物采用木屑等吸附材料吸收处理。并对受污染的区域、物品进行无害化处理，必要时封锁污染区，以防扩大污染。

6. 清理人员在进行清理时必须穿防护服、戴手套和口罩、穿胶靴等防护用品，清理工作结束后，用具和防护用品均须进行消毒处理。如果在操作中清理人员的身体(皮肤)不慎受到伤害，应及时采取处理措施，更换防护用品，受污染皮肤部位用 75%酒精擦拭 3 分钟后洗澡，必要时接受医护技术的救治。

7. 清洁人员必须对污染的现场地面用 2000mg/L 的含氯消毒液进行喷洒、擦地消毒和清洁处理，消毒工作从污染最轻区域向污染最严重区域进行，对可能被污染的所有使用过的工具也应当进行消毒。

后勤和院感科必须向院应急办，卫健委、环保局报告事故发生情况，事故处理完毕后，要写出书面报告交给院应急办、卫健委、环保局。报告的内容包括：

(1)事故发生的时间、地点、原因及其简要经过。

(2)泄漏、散落医疗废物的类别和数量、受污染的原因及医疗废物产生科室。

(3)医疗废物泄漏、散落已造成的危害和潜在影响。

(4)已采取的应急处理措施和处理结果。

8. 工作人员在工作中万一被医疗废物污染或刺伤时，立即向院感科报告，根据不同的处理方法进行相应的处理措施，必要时接受医护技术救治，进行体格检查，防治传染疾病。

八、新冠肺炎病例负压救护车转运工作流程

1. 疑似或确诊病例转运由医院领导小组安排调度工作，医护人员、司机按医院规定的防护级别穿戴防护用品。

2. 医护人员将患者转运至负压救护车。（患者须佩戴外科口罩）

3. 负压救护车关闭车门、窗，开启负压，到达医院转运患者后关闭负压进行车辆消毒。

(1) 车载紫外线灯照射消毒 1 小时。

(2) 2000mg/L 的含氯消毒剂喷洒车体消毒。

(3) 患者呕吐物、痰液污染车内，由护士按医院物表消毒相关规定处置。

4. 负压救护车司机按要求脱卸防护服到指定地点，并做好手卫生。

5. 打开车门窗通风。

九、新冠肺炎疑似或确诊患者死亡尸体处置流程

疑似或确诊患者死亡的，对尸体应当及时进行处理。

处理方法为：用 3000mg/L 的含氯消毒剂或 0.5%的过氧乙酸棉球或纱布填塞患者口、鼻、耳、肛门等所有开放通道；用浸有消毒液的双层布单包裹尸体，装入双层尸体袋中由专用车辆直接送至指定地点火化。

患者住院期间使用的个人物品经消毒后方可随患者或家属带回家。

十、新冠肺炎 CT 检查防控流程

(一)感染控制区域划分为清洁区、半污染区、污染区。CT 机房为发热、疑似和确诊病人专用机房

(二)放射科工作人员防护用品及防护级别

1. 床边技术员：执行三级防护，双层手套。

2. CT 技术员：机房技术员执行二级防护。

3. 诊断医师：日常工作执行标准防护：佩戴医用外科口罩、帽子、工作服，做好手卫生。

4. 防护级别：

一级防护：适用于预检分诊、发热门诊与感染性疾病科门诊医务人员；穿戴一次性工作帽、一次性外科口罩(接触有流行病学史的戴医用防护口罩)、工作服、隔离衣(预检分诊必要时穿一次性隔离衣)，必要时戴一次性乳胶手套，严格执行手卫生。

二级防护：适用于医务人员从事与疑似或确诊患者有密切接触的诊疗活动；穿戴一次性工作帽、护目镜或防护面屏(防雾型)、医用防护口罩、防护服或隔离衣、一次性乳胶手套，一次性鞋套，严格执行手卫生。

三级防护：适用于为疑似或确诊患者实施产生气溶胶操作者，如吸痰、呼吸道采样、气管插管和气管切开等有可能发生患者呼吸道分泌物、体内物质的喷射或飞溅的

工作时;穿戴一次性工作帽、戴医用防护口罩、护目镜或面屏(或全面型呼吸防护器或正压式头套)、防护服、一次性乳胶手套、一次性鞋套,严格执行手卫生。

(三)放射机房消毒措施

1. 影像设备及操作台的消毒:CT 机房设备首选不耐腐蚀的使用 75%的乙醇擦拭消毒(每个病人做完检查后执行消毒)。普通机房设备可用 2 型含醇的一次性消毒湿巾,清洁消毒一步完成,每天至少 2 次。遇污染随时消毒,有肉眼可见污染物时应先使用一次性吸水材料清除污染物,然后常规消毒。

2. 地面的消毒:CT 机房地面使用 2000mg/L 的含氯消毒液消毒。普通机房可用 500～1000mg/L 的含氯消毒液消毒,有肉眼可见污染物时应先使用一次性吸水材料完全清除污染物后再消毒每天至少 2 次,遇污染时随时消毒。

3. 空气管理和消毒:对 CT 机房每天进行终末消毒。操作中可使用循环空气消毒机持续消毒,或者无人状态下持续使用紫外线照射消毒,每次 60 分钟,每日 3 次。

4. 医疗废物的管理:患者所有的废弃物应当视为感染性医疗废物,严格依照《医疗废物管理条例》和《医疗机构医疗废物管理办法》管理,对检查过疑似患者或者诊治确诊患者的工作人员防护用品应做完检查后直接丢弃于医疗废物桶内,要求双层封扎、标识清楚、密闭转运。

(四)受检患者管理

患者由发热门诊护士统一接送,接申请单前请患者佩戴好口罩,减少与患者交谈,与患者保持大于 1 米的距离。

(五)培训、检查与督导

1. 感控员、质控员负责科内日常感控检查,科主任、诊断组组长、技术组组长负责督导;

2. 值班期间,由诊断组当班医生对技术员进行感控指导;

3. 感控员按需开展感控培训,传达最新感控安排。

第四节　实验室建设

P2 实验室是生物安全防护二级实验室,世界卫生组织(WHO)根据致病能力和传染的危险程度等,将传染性微生物划分为 4 类;根据设备和技术条件,将生物实验室也分为 4 级(一般称为 P1、P2、P3、P4 实验室),1 级最低,4 级最高。在现在各类实验室当中,P2 实验室是使用最为广泛的生物安全等级实验室。

级 别	适用范围
P1	实验室一般适用于对健康成年人无致病作用的微生物
P2	适用于对人和环境有中等潜在危害的微生物
P3	适用于主要通过呼吸途径使人传染上严重的甚至是致死疾病的致病微生物或其毒素
P4	适用于对人体具有高度的危险性，通过气溶胶途径传播或传播途径不明、目前尚无有效疫苗或治疗方法的致病微生物或其毒素

(一)实验室建设设计依据

1.《采暖通风与空气调节设计规范》(GBJ19-87)

2.《消毒管理办法》(卫生部 1992)

3.甲方提供的实验室平面布置图等有关技术资料和要求

(二)P2(BSL-2)实验室要求

P2 实验室主要用于初级卫生服务、诊断和研究，国标明确了相应要求，其实验对象的危害等级为Ⅱ级(中等个体危害，有限群体危害)，适用于对人和环境有中等潜在危害的微生物。具体定义为“能引起人类或动物发病，但一般情况下对健康工作者、群体、家畜或环境不会引起严重危害的病原体，代表病原体：流感病毒。实验室感染不导致严重疾病，具备有效治疗和预防措施，并且传播风险有限”。据此，待颁布的国标《生物安全实验室建筑技术规范》对 BLS-2 实验室规定了以下技术指标(静态)：

1.洁净度：万级——十万级

2.与室外方向相邻相通房间的压差：无要求

3.温度℃：18～27

4.相对湿度%：30～70

5.噪声 dB(A)：≤60

6.最低照度 lx：300

备注：上诉指标是建立 P2 实验室的最低要求，建设者可根据实际需要适当提高相应指标，如洁净度、压差等。

(三)P2 实验室的系统组成部分

1.实验室结构装修

实验室的吊顶及围护隔断均采用聚苯乙烯夹心彩钢板，厚度为 50 毫米，钢板为宝钢0.5毫米,(彩钢板优点是重量轻、机械强度高、防水及保温性能好);墙角处及墙与地面、墙与顶板之间夹角均采用铝合金圆弧阴阳过渡及密封,所有配套铝合金型材均采用电泳型材,以防止以后实验室长期使用消毒时导致铝材氧化。实验室地面采用进口塑胶PVC地板无缝连接,具有耐酸碱腐蚀、抗磨损及防滑等特点。

2. 各实验间洁净度、压力梯度

实验室按常规划分主要分污染区及实验操作室。

操作室洁净级别为10000级,换气次数不小于40次/小时,房间压差为-40Pa(对大气);

消毒灭菌间洁净级别为100000级,换气次数不小于40次/小时,房间压差为-40Pa(对大气);

二次缓冲间洁净级别为100000级,换气次数不小于30次/小时,房间压差为-30Pa(对大气);

半污染区洁净级别为100000级,换气次数不小于30次/小时,房间压差为-20Pa(对大气);

洁净走廊间洁净级别为100000级,换气次数不小于30次/小时,房间压差为+10Pa(对大气);

准备间洁净级别为100000级,换气次数不小于30次/小时,房间压差为+10Pa(对大气);

缓冲间洁净级别为100000级,换气次数不小于30次/小时,房间压差为+10Pa(对大气);

内更淋浴室无洁净要求、设独立排风,换气次数不小于10次/小时;

在实验室隔壁设独立监控室及空调机房间。

3. 实验室气流组织方式

从安全角度考虑本系统设计为全新风定向直流系统,生物安全实验室采用全新风顶送单侧下排形式,气流方向为洁净区流向污染区(从缓冲更衣区→淋浴室→次更衣→洁净走廊→准备间→半污染区→一次缓冲→穿防护服→二次缓冲→操作室→生物安全柜)。

实验室外空气经过空调处理后通过中效风机过滤箱过滤,通过管道再经过房间高效过滤器过滤后送入房间,再通过装有高效过滤器的排风口通过排风管道由高效过滤排风箱二次高效过滤后,经臭氧物理灭菌后排至室外。

(四)空调系统

生物安全实验室采用恒温恒湿空调机组,提供冬夏季冷热负荷;在冬季尖峰时增加启动电加热器,以满足冬季热负荷。

（五）实验室送排风系统

实验操作室、二次缓冲、半污染区、一次缓冲及准备间、清洁更衣区、洁净走廊，采用一套送风机组，一套排风机组，利用送排风风量比维持房间负压，防止有害污染物外泄。其中排风机组采用双风机，一用一备，在运行排风风机发生故障时能连锁启动备用风机，以保证实验室能连续正常运转，不妨碍正常的实验工作。

（六）房间压力显示、报警系统

实验室设压力显示及超压、欠压报警系统。当室内压力超过或小于设定压力的警戒值时，报警器就会发出声光报警，提醒实验工作人员。

（七）电子连锁系统

实验室所有缓冲间采用电子互锁门。当缓冲间任一道门打开时，与之互锁的另一道门无法打开（采用断电开式电子锁），以防止两道门同时打开实验室失压。在所有门上均安装进口闭门器能自动关闭。

（八）风量自动控制系统

实验室内主要实验间房间送风主管上安装进口机械动作式（无故障）定风量调节阀。房间高效排风口安装变风量调节阀，随着高效过滤器阻力变化，由室内的压力传感器把信号反馈给压力控制器，压力控制器控制风阀执行机构开启度调节风量，保持实验室内压力恒定。

（九）防气流倒灌系统

生物安全防护实验室新排风设置电动密闭阀（连锁送排控制）风机以防止关机时空气回流，并能封闭消毒。

（十）实验室物品进出

实验操作所需的物品、器械等须通过半污染区与准备间相连的不锈钢传递窗（带紫外线杀菌灯）进入；实验室废弃物在实验操作室就地高压消毒后，经消毒灭菌室二次高压灭菌后通过与污物缓冲室相连的不锈钢传递窗（带紫外线杀菌灯）传出后再处理。

（十一）实验室气体管道连接

生物安全防护实验室内安装实验用气管接头、阀门；以避免仪器用气的钢瓶直接放入实验室操作区内。

（十二）数据传输系统

生物安全防护实验室内安装网络线、电话传真线以便实验数据能传至室外。

（十三）监控系统

生物安全防护实验室内设闭路电视监控录像系统。监控系统由 1 台主机多个变焦摄像头组成，分别控制实验室操作间、半污染区、准备间等，主机安装在中央控制室内；便于观察各实验间的操作过程，又能避免参观人员进入实验室。

(十四)通讯系统

对讲系统组成:由设置在中央控制室及各个实验间的一带二电话机组成。

(十五)门禁系统

在准备时门入口安装一套高识别密码锁。可将实验人员的信息入数据库,并可根据需要对数据进行调整,确保实验室安全。

(十六)配电系统形式及配置

1. 配电室设总配电箱一台,送排风专用连锁启动、停止配电箱一台,控制送排风风机及连锁备用风机,照明控制箱一台,控制实验室照明、插座、生物安全柜。各实验室照明全部采用气密式净化灯具,吸顶安装,同时每个房间至少有一组净化灯带应急电源。实验室每个出口处设置发光的指示标志灯。实验室内设置紫外线杀菌灯。

2. 生物安全实验室内生物安全柜配有(1 小时)UPS 不间断电源,以防止突然停电时能有应急处理和撤离时间。

3. 室内各用电点位置及高度在施工时均可按用户要求调整。其他各电气线路均穿阻燃 PVC 管敷设在彩钢板吊顶上和夹心层内。

第五节 甘肃省的防控措施

一、组织管理

(一)联防联控

自 2020 年 2 月 20 日起，甘肃省委省政府对甘肃省实施按县区分级分类防控措施,根据甘肃省疫情发生的实际情况和可能的发展态势,将全省 87 个县市区(含甘肃矿区),14 天内有无新增确诊病例数、14 天内有无聚集性疫情、累计确诊病例数,进行综合风险评估,划分为低风险区、中风险区、高风险区三类:

1. 低风险区:无确诊病例,或连续 14 天无新增确诊病例。

2. 中风险区:14 天内有新增确诊病例,累计确诊病例不超过 50 例;或累计确诊病例超过 50 例,14 天内未发生聚集性疫情。

3. 高风险区:累计确诊病例超过 50 例,14 天内有聚集性疫情。

(二)严密筛查境外和省外中高风险地区来甘人员

1. 对发现的无症状感染者立即按“早发现、早报告、早隔离、早治疗”要求,严格集中隔离医学观察 14 天。

2. 隔离期间出现新冠肺炎相关临床症状和体征表现,应立即转运至定点医疗机构进行规范治疗,确诊后及时订正。

3. 无症状感染者集中医学观察满 14 天且连续两次标本核酸检测呈阴性者(采样时间至少间隔 24 小时)可解除集中医学观察,核酸检测仍为阳性且无临床症状者需继续集中医学观察。对于治愈出院患者解除集中隔离观察后建议再居家隔离 14 天。

4. 解除集中医学观察的无症状感染者,应当继续进行 14 天的居家医学观察、随访。在解除集中医学观察后第 2 周和第 4 周要到定点医院随访复诊,复诊时重点复查血常规、生化、氧饱和度、胸部 CT,同时采集咽拭子、痰液、粪便、血标本进行核酸检测和血清抗体检测。对治愈出院患者除第 2 周和第 4 周到定点医院随访复诊外, 第 8 周、第 12 周继续采集咽拭子、痰液、粪便、血标本进行核酸检测和血清抗体检测。对全流程中发现的"复阳"人员要及时隔离收治。

5. 对无症状感染者的密切接触者也要实施集中隔离医学观察。

(三)认真做好发热门诊患者、新住院患者及陪护人员、医疗机构工作人员的核酸检测工作

1. 落实预检分诊制度,在门诊、急诊入口对所有人员进行体温检测;在预检分诊点由有经验的医务人员询问症状体征和流行病学史;门诊出诊医师要加强对患者有关新冠肺炎症状和流行病学史的问诊。

2. 对于预检分诊中发现的不能排除新冠肺炎的患者,要安排专人按照指定路线引导至发热门诊就诊;

3. 对于经预检分诊排除新冠肺炎,需要门诊检查和治疗的患者,不再进行针对新冠肺炎的核酸检测和 CT 检查。

4. 对入院就诊患者进行健康宣教,正确佩戴口罩及实施手卫生,尽量做到一对一问询就诊,就诊时保持间距 1 米以上的距离。

5. 建立急危重症患者救治的绿色通道,对不能排除新冠肺炎的患者,在积极抢救的同时进行核酸检测。

6. 对于新住院患者及其陪护人员,必须进行咽拭子采集,如咽拭子核酸阳性应立即进行隔离并对其密切接触者进行筛查;

7. 对于进入隔离病房的医务人员,如出现新冠肺炎疑似症状,应立即对其进行隔离观察,并进行两次咽拭子采集(间隔 24 小时以上)及胸部 CT 检查;对于接触发热患者,但未接触确诊新冠肺炎患者的医务人员,在准备离开隔离病房前,建议进行两次咽拭子采集(间隔 24 小时以上),如两次均为阴性可解除隔离。

8. 对于非隔离病房的医务人员,定期对其进行咽拭子核酸检测,严防院内感染。

(四)构建全民参与严密防控体系

发动全民参与,坚持依法、科学、精准防控,采取有力措施坚决控制传染源。以确诊患者、疑似患者、发热患者、确诊患者的密切接触者等"四类人员"为重点,实行"早发

现、早报告、早隔离、早治疗”和“应收尽收、应治尽治、应检尽检、应隔尽隔”的防治方针，最大限度降低传染率。持续提升核酸检测能力，确保检测质量，实现“应检尽检”“即收即检”。实施分级、分类、动态精准防控。

全国推行分区分级精准施策防控策略，以县域为单位，依据人口、发病情况综合研判，划分低、中、高疫情风险等级，分区分级实施差异化防控，并根据疫情形势及时动态调整名单，采取对应防控措施。低风险区严防输入，全面恢复生产生活秩序；中风险区外防输入、内防扩散，尽快全面恢复生产生活秩序；高风险区内防扩散、外防输出、严格管控，集中精力抓疫情防控。

二、切断传染源

第一时间切断病毒传播链。省卫生健康委、各市州政府负责对确诊病例、疑似病例的密切接触者，必须执行县域内集中隔离，由各县市区统一设置集中隔离点，规范开展集中医学观察，采样进行核酸检测。对隔离对象出现发热、咳嗽、乏力等情况的，立即送定点医疗机构开展进一步检查或隔离治疗等工作。

三、外防输入

全球疫情持续蔓延，美洲地区，多数美国人不认同美政府应对疫情表现，巴西多地海滩人满为患；欧洲地区，世卫组织称欧洲新冠死亡率将上升，首批俄疫苗被运送至各地区；非洲地区，疫情对非洲吸引外资造成冲击，南非今年经济萎缩恐超过 7%；亚洲地区，印度新冠病例一个月内或超美国成全球最高，日本宫内厅发生疫情。

目前全国疫情防控工作取得阶段性胜利，国内疫情得到较好控制，但随着国际疫情的暴发式增长，我国疫情防控重点已由“内防扩散”逐步转向“外防输入”阶段，各地输入性病例明显增加，给全国疫情防控工作带来了较大压力。同时受国际疫情影响，引发了大批华人、华侨、留学生回国潮，引起了公众的担忧和不理解。根据民航局等五部门发布的相关公告，兰州等 4 个城市成为目的地为北京的国际航班指定第一入境点。

针对当前境外输入型疫情防控风险，为进一步做好疫情期间境外入甘人员的防控工作，民航甘肃机场积极配合相关部门，以更高的标准、更严的举措，把严把牢疫情防控航空运输环节防输入、防输出、防扩散的第一道防线和第一道关口，织密织牢入境返甘人员的疫情防控网，坚决阻断疫情传播的空中通道，为甘肃省乃至全国的疫情防控和复工复产工作贡献力量，具体措施如下：

1. 联防联控、信息共享

甘肃机场发挥疫情防控应急保障职责，加强信息研判，严格落实各项防控措施，在继续做好国内疫情防控的同时，充分与卫健委、外事、海关、边防等有关部门紧密联系，加强联防联控、协调联动、信息共享，形成闭环管理。

2. 窗口前移、精准预测

针对入境旅客特征，甘肃机场根据国家移民管理局入境人员信息，建立健全信息数据研判机制，强化数据共通，综合收集运用民航订票数据、离港数据、入境人员数据、协作单位协查信息等数据，全天候 24 小时密切关注离港信息系统，紧盯值机、安检、登机各环节信息，通过比对分析，将入境来甘返甘人员航班信息即时即推至机场各现场，做到“预先知、登机知、落地知”，将疫情防控各项措施落细落小落实，严格执行保障标准，为做好后续转运隔离等工作争取主动。

3. 分区保障、分类管理

机场公安配合兰州中川机场通过对进港航班进行分区保障，对载有入境人员的航班，安排专用停机位、专用车辆、专用路线，实行分区保障，最大限度降低交叉感染风险；其次通过分类管理，将入境人员和其他旅客分类进行体温监测，填报个人信息，核验健康出行码，对入境人员、发热人员、核验健康码和填报信息未通过的人员，快速就近隔离，并逐一签字确认后移交地方卫生健康部门转运。同时，做好内部防护工作，严格落实个人防护措施，确保员工疫情防控零感染。

4. 隐瞒病情入境将定罪处罚

为防病例输入，刑罚力度也在加大。最高人民法院、最高人民检察院、公安部、司法部、海关总署联合发布《关于进一步加强国境卫生检疫工作依法惩治妨害国境卫生检疫违法犯罪的意见》，提出六类可能定罪入刑的妨害国境卫生检疫行为。

第六章　结核感染预防控制管理

第一节　概　述

一、结核病相关基础知识

(一)结核分枝杆菌

结核病是由结核杆菌感染引起的慢性传染病。结核病的病原菌为结核分枝杆菌复合群,包括结核分枝杆菌、牛分枝杆菌、非洲分枝杆菌和田鼠分枝杆菌。人肺结核的致病菌90%以上为结核分枝杆菌。结核分枝杆菌抗酸染色呈红色,可抵抗盐酸酒精的脱色作用,故称抗酸杆菌。结核分枝杆菌对干燥、冷、酸、碱等抵抗力强。在干燥的环境中可存活数个月或数年。在室内阴暗潮湿处,结核分枝杆菌能数个月不死。结核分枝杆菌对紫外线较敏感,太阳光直射下痰中结核分枝杆菌经 2～7 小时可被杀死,实验室或病房常用紫外线灯消毒,10W 紫外灯距照射物 0.5～1m, 照射 30 分钟具有明显杀菌作用。

结核分枝杆菌的增代时间为 14～20 小时,培养时间一般为 2～8 周。结核分枝杆菌菌体成分复杂,主要是类脂质、蛋白质和多糖类。类脂质占总量的 50%～60%,其中的蜡质约占 50%,与结核病的组织坏死、干酪液化、空洞发生以及结核变态反应有关。菌体蛋白质以结合形式存在,是结核菌素的主要成分,诱发皮肤变态反应。多糖类与血清反应有关。

(二)结核病在人群中的传播

结核病在人群中的传染源主要是结核病病人,即痰直接涂片阳性者,主要通过咳嗽、喷嚏、大笑大声谈话等方式把含有结核分枝杆菌的微滴排到空气中而传播。飞沫传播是肺结核最重要的传播途径,经消化道和皮肤等其他途径传播已罕见。传染性的大小除取决于病人排出结核分枝杆菌量的多少外,还与空间含结核分枝杆菌黴滴的密度及通风情况、接触的密切程度和时间长短以及个体免疫力的状况有关。通风换气,减少空间微滴的密度是减少肺结核传播的有效措施。当然,减少空间微滴数量最根本的方法是治愈结核病病人。影响机体对结核分枝杆菌自然抵抗力的因素除遗传因素外,还包括生活贫困、居住拥挤、营养不良等社会因素。婴幼儿细胞免疫系统不完善,老年人、HIV感染者、免疫抑制剂使用者、慢性疾病病人等免疫力低下,都是结核病的易感人群。

(三)肺结核的临床表现

肺结核的临床表现不尽相同,但也有共同之处。

1.症状

(1)呼吸系统症状:咳嗽、咳痰两周以上或痰中带血是肺结核最常见的可疑症状。咳嗽较轻,干咳或少量黏液痰。有空洞形成时,痰量增多,若合并其他细菌感染,痰可呈脓性。若合并支气管结核,表现为刺激性咳嗽。约1/3的病人有咯血,多数病人为小量咯血,少数为大量咯血。结核病灶累及胸膜时可表现胸痛,为胸膜性胸痛。随呼吸运动和咳嗽加重。呼吸困难多见于干酪样肺炎和大量胸腔积液病人。

(2)全身症状:发热为最常见症状,多为午后潮热,即下午或傍晚开始升高,翌晨降至正常。部分病人有倦怠乏力、盗汗、食欲减退和体重减轻等。育龄期女性病人可以有月经不调。

2.体征

多寡不一,取决于病变性质和范围。病变范围较小时,可以没有任何体征;渗出性病变范围较大或干酪样坏死时,则可以有肺实变体征,如触觉语颤增强、叩诊浊音、听诊闻及支气管呼吸音和细湿啰音。较大的空洞性病变听诊也可以闻及支气管呼吸音。当有较大范围的纤维条索形成时,气管向患侧移位,患侧胸廓塌陷、叩诊浊音、听诊呼吸音减弱并可闻及湿啰音。结核性胸膜炎时有胸腔积液体征:气管向健侧移位,患侧胸廓望诊饱满、触觉语颤减弱、叩诊实音、听诊呼吸音消失。支气管结核可有局限性哮鸣音。

少数病人可以有类似风湿热样表现,称为结核性风湿证。多见于青少年女性。常累及四肢大关节,在受累关节附近可见结节性红斑或环形红斑,间歇出现。

(四)结核病分类和诊断要点

1.原发型肺结核:含原发综合征及胸内淋巴结结核。多见于少年儿童,无症状或症状轻微病家庭接触史,结核菌素试验多为强阳性,X线胸片表现为哑铃型阴影,即原发病灶、引流淋巴肿大的肺门淋巴结,形成典型的原发综合征。原发病灶一般吸收较快,可不留任何痕迹。若只有肺门淋巴结肿大,则诊断为胸内淋巴结结核。肺门淋巴结结核可呈团块状、边清晰和肿瘤型或边缘不清、伴有炎性浸润的炎症型。

2.血行播散型肺结核:含急性血行播散型肺结核(急性粟粒型肺结核)及亚急性、慢性血行结核。急性粟粒型肺结核多见于婴幼儿和青少年,特别是营养不良、患传染病和长期应用免导致抵抗力明显下降的小儿,多同时伴有原发型肺结核。成人也可发生急性粟粒型肺结核续高热,中毒症状严重。身体浅表淋巴结肿大,肝和脾大,有时可发现皮肤淡红色粟粒疹、项强直等脑膜刺激征,眼底检查约1/3的病人可发现脉络膜结核结节。X线胸片和CT检纹理重,在症状出现两周左右可发现由肺尖至肺底呈大小、密度和分布三均匀的粟粒状结直径2mm左右。亚急性、慢性血行播散型肺结核起病较缓，症状较轻，X线胸片呈双上、中大小不等、密度不同和分布不均的粟粒状或结节状阴影，新鲜渗出与陈旧硬结和钙化病灶共存。

3.继发性肺结核含浸润性肺结核、纤维空洞性肺结核和干酪样肺炎等。临床特点如下：

(1)浸润性肺结核：浸润渗出性结核病变和纤维干酪增殖病变多发生在肺尖和锁骨下，影像学检查表现为小片状或斑点状阴影，可融合和形成空洞。渗出性病变易吸收，而纤维干酪增殖病变吸收很慢，可长期无改变。

(2)空洞性肺结核：空洞形态不一，多由干酪渗出病变溶解形成洞壁不明显的、多个空腔的虫蚀样空洞；伴有周围浸润病变的新鲜的薄壁空洞，当引流支气管壁出现炎症半堵塞时，因活瓣形成，而出现壁薄的、可迅速扩大和缩小的张力性空洞以及肺结核球干酪样坏死物质排出后形成的干酪溶解性空洞。空洞性肺结核多有支气管播散病变，临床症状较多，发热、咳嗽、咳痰和咯血等。空洞性肺结核病人痰中经常排菌。应用有效的化学治疗后，出现空洞不闭合，但长期多次查痰阴性，空洞壁由纤维组织或上皮细胞覆盖，诊断为“净化空洞”。但有些病人空洞还残留一些干酪组织，长期多次查痰阴性，临床上诊断为“开放菌阴综合征”，仍需随访。

(3)结核球：多由干酪样病变吸收和周边纤维膜包裹或干酪空洞阻塞性愈合而形成。结核球内有钙化灶或液化坏死形成空洞，同时80%以上的结核球有卫星灶，可作为诊断和鉴别诊断的参考。直径2～4cm，多小于3cm。

(4)干酪性肺炎：多发生在机体免疫力和体质衰弱，又受到大量结核分枝杆菌感染的病人，或有淋巴结支气管瘘，淋巴结中的大量干酪样物质经支气管进入肺内而发生。大叶性干酪性肺炎X线影像呈大叶性密度均匀磨玻璃状阴影，逐渐出现溶解区，呈虫蚀样空洞，可出现播散病灶，痰中能查出结核分枝杆菌。小叶性干酪性肺炎的症状和体征都比大叶性干酪性肺炎轻，X线影拟呈小叶斑片播散病灶，多发生在双肺中下部。

(5)纤维空洞型肺结核：性肺结核：纤维空洞性肺结核的特点是病程长，反复进展恶化，肺组织破坏重，肺或单侧出现纤维厚壁空洞和广泛的纤维增生，造成肺门抬高和肺纹理呈垂柳样隔向患侧移位，常见胸膜粘连和代偿性肺气肿。结核分枝杆菌长期检查阳性且常和临床上均为老大难问题，关键在最初治疗中给予合理化学治疗，以预防纤维空洞型肺结核的发生。

4.结核性胸膜炎：含结核性干性胸膜炎、结核性渗出性胸膜炎、结核性脓胸。

5.其他肺外结核：按部位和脏器命名，如骨关节结核、肾结核、肠结核等。

6.菌阴肺结核：菌阴肺结核为三次痰涂片及一次培养均阴性的肺结核，其诊断标准为：①有典型的肺结核临床症状和胸部X线表现；②抗结核治疗有效；③临床可排除其他非结核性肺部疾病;④PPD 强阳性或 IGRA(γ-干扰素或 T-SPOT)阳性或结核抗体阳性;⑤痰结核菌 PCR 和探针检测呈阳性;⑥肺外组织病理证实结核病变;⑦BALF 检出抗酸分枝杆菌;⑧支气管或肺部组织病理证实结核病变。具备①~⑥中 3 项或⑦~⑧中任何 1 项可确诊。

二、“三位一体”结核病防治体系

(一)疾控中心

1.协助卫生主管部门制定结核病防治工作计划;建立各机构间信息传递工作流程;

2.负责本地区结核病疫情监测及结核病防治工作的培训,为定点医疗机构提供必要的技术指导;

3.定期对定点医院进行督促检查;负责结核病突发公共卫生事件应急处置。

(二)定点医院

1.建立各项工作制度,明确工作职责;

2.设立结核病相关科室,为患者提供规范的诊断、治疗;

3.负责涂阳肺结核病人密切接触者免费筛查工作;对患者及其家属进行结核病知识健康教育;

4.保持与疾控中心进行沟通,及时传递需要追踪患者或中断治疗患者等信息。

(三)基层医疗机构

1.将发现的肺结核可疑症状者转诊至定点医院接受诊断治疗;

2.负责将患者的个案信息及时传递给患者所在村卫生室(社区服务站),落实患者治疗管理等;

3.负责结核病患者追踪、结核病防治知识培训、面视下督导服药、对病人及居民进行健康教育。

第二节　结核病医院感染控制的要点

在结核病的感染控制方面,要关注的几个环节,首先是病人,其次是医务人员,另外还有来访者。每位医务工作者在为所有病人服务时都应该做到下面内容。包括个人的防护用品,耐药菌的控制,消毒,废弃物的管理等,要建立一套完善的感染控制环境,来防止结核病的传播。

结核病的感染控制措施上主要包括下面三个环节,就是管理控制、环境或工程控制和个人的呼吸防护。

一、管理控制

1.工作人员的教育培训

管理是最有效的一项措施,它包括以下主要内容,首先是工作人员的教育培训,要包括结核病的流行病学,医疗、护理、服务的基本技能。院内感染控制知识、角色,还有危险区域和操作的规范,特别是要按照特定的流程来开展工作。

2.减少医护人员暴露

第二个环节是预防飞沫核的产生,减少医护人员的暴露,对于结核病的病人要采用优先就诊和分开就诊的模式,设立单独的候诊区和就诊区域,设立单独的诊室进行治疗。采取最简单的物理隔离的方式,把结核病的病人和其他患者分隔开。尽量缩短结核病人在医疗机构的停留时间。

目前我国设立了专门的结核病管理机构,要求结核病人到专门的机构治疗,但在综合医院,出诊病人中存在着大量的潜在结核病人,所以在呼吸科的门诊中要对病人进行初步甄别,分开就诊,为病人提供物理隔离空间是非常必要的。对于大多数结核病人,可以采用非住院治疗的方式,定期复查,按照标准的治疗流程进行。

3.确定医疗机构中容易发生结核病感染的地方

专科医院是集中结核病人最多的地方, 在综合医院中有很多潜在的结合病人,所以通风条件比较差的封闭式门诊的候诊区是造成结核病传播的重要危险区域。所以对于呼吸科门诊或儿科门诊,这些高危人群,在就诊环境上要尽量避免通风差、和封闭的就医环境。

医务人员的操作过程中对于风险高,容易产生气溶胶的操作区域要采用严格的控制措施,比如病人的痰液收集,支气管镜的检查和尸体解剖时,这些地方都容易对医务人员产生危害。

因此在可能的条件下可以对就诊环境和工作环境重新地进行设计、重新调整来降低对医务人员和病人的传播风险。

二、环境或工程控制

减少空气中飞沫核的浓度最简单、经济的方法是开窗通风,以稀释并排除结核病人所在区域的空气。理想的方法是在独立的空间内使用机械通风,产生负压,阻止污染的空气进入其他环境。此外还可以利用 HEPA 滤除传染性物质;紫外线照射消毒来杀灭结核菌。通风是最简单的消毒方法,能够稀释室内污染空气,减少室内细菌数。

医护人员进入病房要戴口罩,患者离开病房时也要戴口罩,病房也要经常地清洁,当医务人员离开病房后要注意自身的消毒。

三、个人呼吸防护

个人的主要防护途径是阻挡空气中悬浮的微小感染颗粒, 首先要注意呼吸道卫生，和咳嗽礼仪。此外医用防护口罩对于医护人员来说是必不可少的，包括病人也要按要求戴好防护口罩，现在有的医院还在使用微粒呼吸器来阻挡空气中悬浮的微小感染颗粒。

要养成好的个人习惯，咳嗽时掩住口鼻，将用过的纸巾丢在废物容器中，如果有的话，咳嗽时要佩戴外科口罩，接触呼吸分泌物后，立即清洗手，与他人至少保持 1 米的距离。

对于实验室感染的控制一定要有合理、专门的管理控制，还要让合理的环境控制措施能够运行良好，工作时合理的个人防护措施必不可少，制定正确的废物处理程序，并建立正确的实验室安全程序。

第三节　各重点部门的感控具体措施

一、感染科

(一)组织管理方面

1. 疑似结核病患者的早发现措施

感染科设有独立门诊，与其他门诊、急诊相隔离，并配备有明显标志。对于前来就诊的患者采取早发现、早诊断、早治疗的原则，严格执行感染控制制度和管理办法，对在感染科门诊发现如下症状的患者，进行优先快速诊断：

(1)咳嗽、咳痰大于或等于 2 周；

(2)患者有其他的结核病症状，如血痰、盗汗、发热、体重下降等；

(3)高风险疾病患者，如 HV 感染者或其他免疫力低下患者；

(4)传染性肺结核患者接触者。

2. 已确诊结核病患者的早隔离措施

对确诊的传染性肺结核患者采取早隔离的措施：感染科一般会选择通风良好(自然通风或机械通风)的环境，将患者分开结核病患者与非结核病患者、传染性肺结核患者与非传染性结核病患者、普通结核病患者与耐多药结核病患者分开治疗，从而有效控制了感染科结核病的院内传播。

3. 已确诊的结核病患者早治疗措施

对已确诊的结核病患者，感染科一般会根据病情给予快速及时的治疗，从而减弱病情，减少传染源。治疗越早，传染性患者痰菌阴转越早，其传染风险就越低。同时感染科还会提醒患者注意增加营养，以增强体质。

4. 结核病患者住院管理措施

大多数的结核患者一般在门诊进行治疗，但是对于少数重症、合并症或诊断有困难的患者，感染科会安排患者住院治疗，进入院内治疗的患者，感染科的管理措施较为细致。具体包括：

(1)早检查，早诊断，早治疗：应尽早对隔离病房的患者做痰涂片检查，并尽可能缩短检查时间。一旦确诊为痰涂片阳性结核病患者，均进行快速分子药敏或熔解曲线检测，以便尽早明确诊断，给予正确的抗结核治疗。

(2)及时采取防护措施：要求疑似或确诊结核病人住院期间佩戴外科口罩。教导患者了解口罩的使用方式和原则，例如：当口罩变湿，应及时更换口罩。如果患者无法佩戴口罩，他们要严格注意呼吸道卫生，并保持咳嗽礼仪。

(3)大力开展宣传教育：加强患者的卫生宣教，使患者了解结核病的危害和传染方式，养成咳嗽、打喷嚏时避免正对他人，正确佩戴口罩，不随地吐痰等良好卫生习惯，对结核病患者的痰要焚烧或化学消毒。

(二)环境和工程控制

1. 建筑布局

按照卫生部关于《二级以上综合医院感染性疾病科建设的通知》(卫医发[2004]292号)要求，可将发热门诊、消化道门诊、结核门诊和感染科病房统一整合为感染科，并纳入医疗救治体系。设立感染性疾病科的传染病分诊点，其设置应相对独立，建筑布局合理，标识清楚，工作流程明确，适用标准预防。感染科布局流程，做到有效分区(三区、两道)，三区为污染区、半污染区、清洁区；两道：医务人员通道、病人通道，符合医院感染预防与控制的要求。

感染科楼内设置了专门卫生间，流动水洗手设施等。观察室、候诊区域相对独立，设有专门的药房、采血室。

一楼多设为门诊，二楼以上设为病房，主要为收治结核病及其他感染性疾病的收治病房，尤其是耐药结核集中收治病房。如独立设有负压病房，应配备新风系统，定时保养。

2. 细节控制

(1)感染科普通病房：收治呼吸道传染病及菌阳肺结核、耐多药肺结核患者，为了在环境和工程方面达到结核感染预防控制的目标，除了常规的自然通风外，感染科对病房进行分区；并配备有通风系统，确保每间病房都设有新风和排风设备(如下图示)，并在楼道口设有送风口。

(2)感染科负压病房：为独立进风、排风，采用直接外排方式，所有排风口确保远离整个建筑物的送风口，且处于下风向。通常收治烈性呼吸道传染病 (如SARS、MERS、COVID-19、肺炭疽等)患者，设有负压病房8间，病房及楼道全部采用负压通风，设有独立的新风和排风设备。

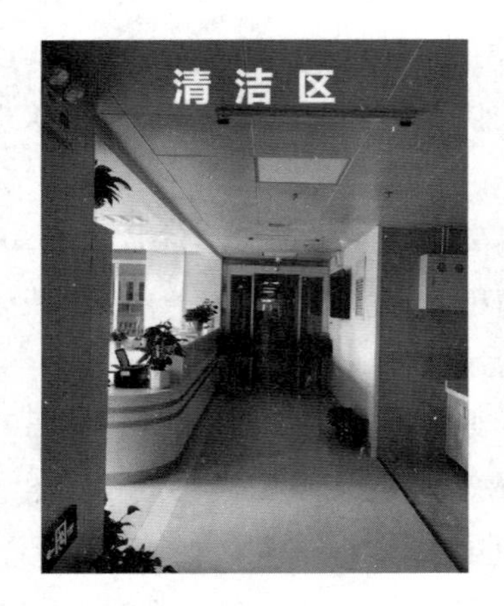

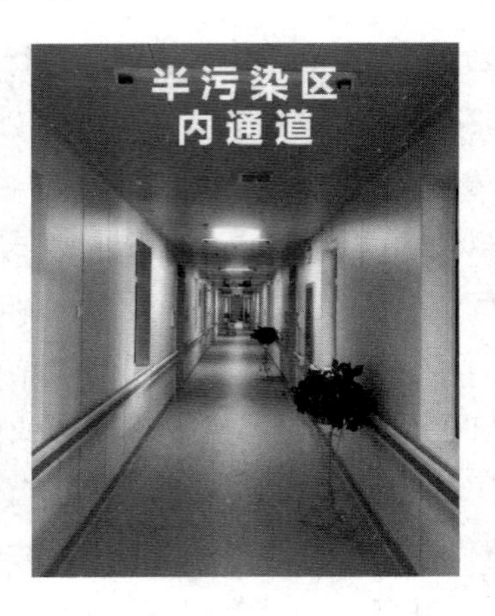

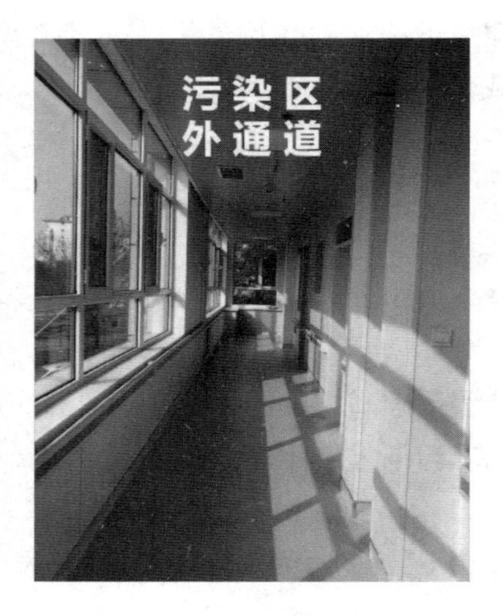

兰州市肺科医院 感染科(三区、两通道)

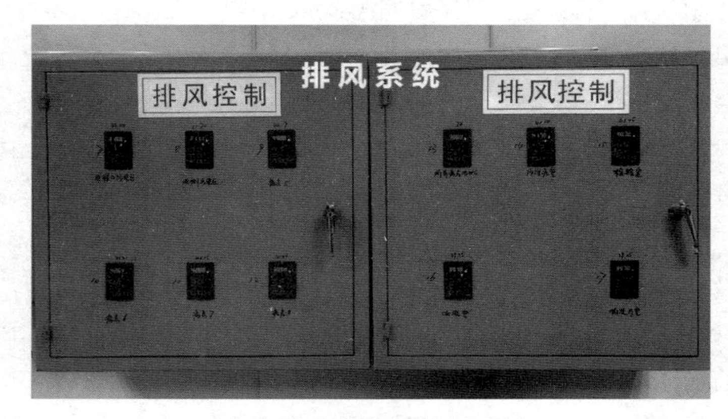

感染科病房排风控制系统

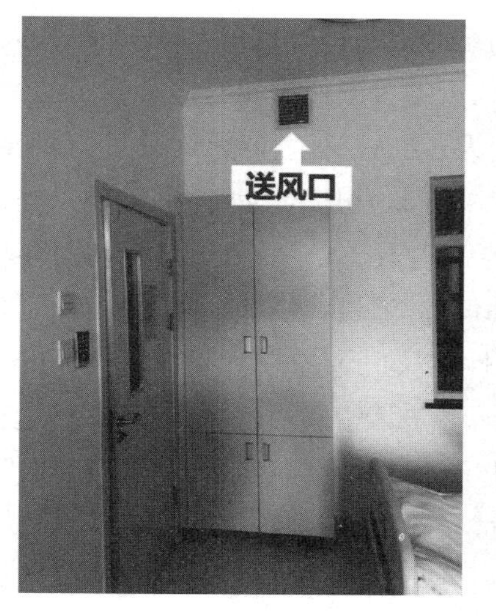

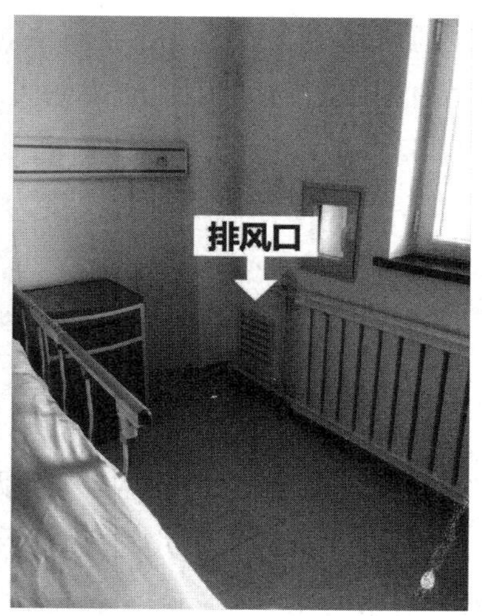

病房内送风口及排风口

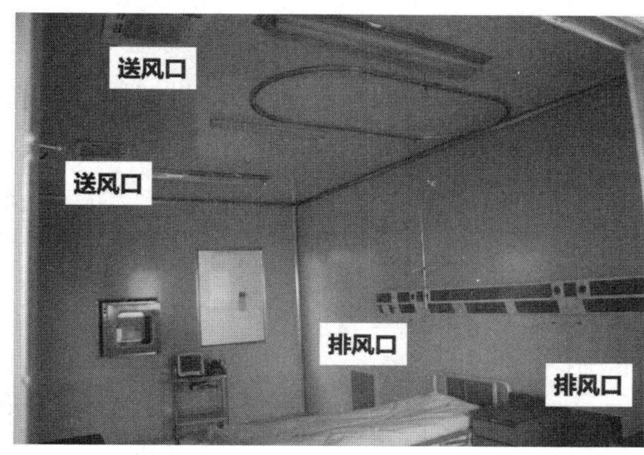

负压病房内排风口及送风口

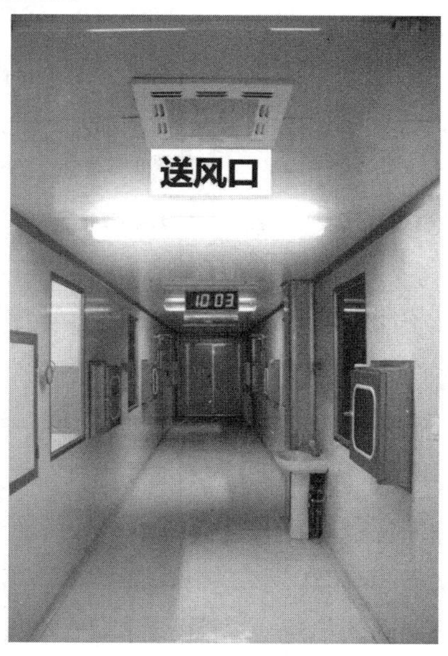

负压病房内通道送风口

在经过通风减少室内感染性微滴核的绝对数量基础上，为了进一步杀灭包括结核分枝杆菌在内的微生物，应多位置配备对杀灭结核分枝杆菌有显著作用的紫外线照射方式进行消毒。病房紫外线灯照射强度为：78uw/cm²，走廊紫外线灯照射强度为：82uw/cm²。感染科走廊紫外线灯的高度为 2.55 m，病房为 3.15 m。除此以外，医院感染科还在负压病房配备有高效能空气滤过装置三十二套，每个房间配备四套，其中进气两套，排气两套。在通风设施启动后，自动运行，通过在空气通路上安置空气过滤器单元，对空气进行过滤、清洁，从而提高活动性结核患者的空气质量及排出气体洁净度；在感染科普通病房内，每间病房配备一台等离子体空气消毒净化机，每日运行 3 次，每次运行 60 分钟，确保普通病房的换气量大于 12ACH，进而将室内空气循环进入设备内部的病毒反应区，对病原微生物进行灭活或杀灭。

在公共区域，每层护士办公室都配备有移动空气过滤机，每日运行 3 次，每次运行 60 分钟，确保办公室内的换气量大于 12ACH，从而确保病房公共区域间的空气质量。

在日常结核病预防控制工作中，感染科还注重物品消毒，对医院药械科购置的消毒剂定期核查，确保消毒效果。对病房内物品、门及把手、一般电器等表面使用 500～1000mg/L 含氯消毒剂进行擦拭消毒；室内地面在湿式清洁的基础上，使用 500～1000mg/L 含氯消毒剂进行拖擦，每天两次，使用后拖把用 500～1000mg/L 含氯消毒液进行浸泡消毒，清洗干净后悬挂晾干备用。

(三)个人防护

要求医护人员及患者和家属正确使用医用防护口罩。

1. 医护人员：感染科病房医务人员推荐使用医用防护口罩，严格按照医用防护口罩佩戴流程进行，原则上使用 40 小时 / 周，遇潮湿或污染随时更换。每天使用后悬挂在专门的房间内，定时机械通风并紫外线灯消毒。

2. 患者和家属：要求疑似或确诊结核病人需佩戴外科口罩，家属佩戴医用防护口罩。

3. 手卫生：经过系统学习和培训，感染科医务人员手卫生知晓率达到 100%，手卫生执行率为 96%。(手卫生执行率为单盲观察法)

(四)负压病房

负压病房除前文所说的通风和紫外线消毒外，还注重以下工作：

1. 负压病房用以安置重症肺结核患者及一些其他重症呼吸道感染性疾病的患者，传染性肺结核患者及耐多药肺结核患者分开安置。

2. 严格按照就诊流程和三区的管理，各区之间界限清楚、标识明显。

3. 病房内产生的生活垃圾及医疗废弃物全部按照《医疗废弃物管理条例》相关规定进行专人收集、密闭运送，有记录。

4. 在病情允许的情况下，不设陪护，要求排菌患者佩戴外科口罩，科室内统一配发带盖痰杯，每天配制含氯消毒液对痰液进行消毒处理。

5. 负压病房承担兰州市突发公共卫生事件特殊病人的收治，应定期保养检修，处于备用状态。

二、结核门诊和呼吸科门诊

结核门诊和呼吸科门诊以自然通风为主，如果天气允许，增加开窗和自然光照进行结核病预防。在空气消毒和物品消毒方面，与常规处理方式相同。发现肺结核可疑症状者，根据病情分诊到不同科室，如患者怀疑或确诊为结核感染，则将其转到结核门诊诊治；怀疑患者耐药结核感染，则分诊到耐药结核门诊。应在院内入口醒目处设置标识，提示患者医院内实行咳嗽礼仪。

三、留痰室

结核门诊及耐药结核门诊应设置留痰室，患者将痰标本留好后放置留痰室，留痰室内设置有移动紫外线设备及排风系统(如下图)。

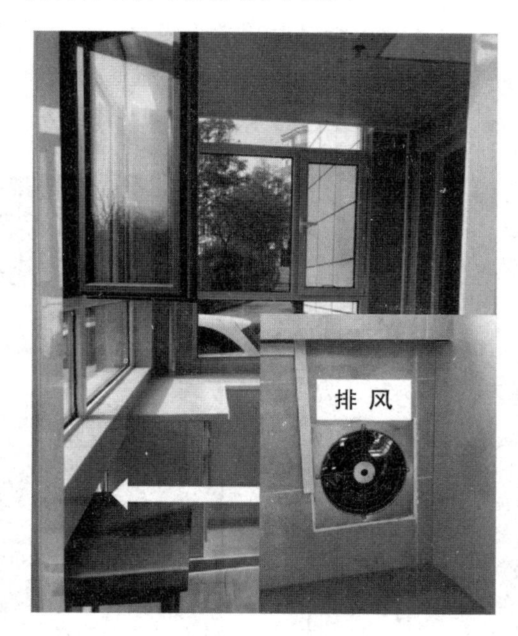

留痰室排风设备

四、结核分枝杆菌实验室

实验室作为结核分枝杆菌检测检验的重要区域，该区域相对密闭，较易发生感染，尤其是从事痰涂片和结核分枝杆菌培养的人员更易感染。因此，兰州市肺科医院将实验室的办公区与试验区进行分离，试验区再分割成清洁区和污染区，定期对实验室进行消毒，并配有生物安全柜、压力蒸汽灭菌器、生物安全离心机等实验室设备再附以个人防护措施，全面保护实验室工作人员的健康安全。

(一)管理措施

1.根据我国《病原微生物实验室生物安全管理条例》、《实验室生物安全通用要求》的要求，实验室相对独立，有明确的清洁区污染区。微生物室配备有符合生物安全二级的生物安全柜，室内的工作区域与办公区域分开，实行物理隔离。微生物室靠近门口处设置了非触摸式的洗手设施。

2.制定了相应的实验室管理制度，以及各种实验操作和仪器设备的标准化操作规程。

(二)环境和工程控制

1.自然通风：微生物实验室和结培室都配备了二级生物安全柜(如图17所示)，微生物实验室采用自然通风：通风量5个单位ACH；结培室也采用自然通风(自然通风：通风量6个单位ACH)，定期开窗通风。

2.紫外线消毒：采用直接照射法

(1)空气消毒：微生物实验室紫外线灯照射强度为：46uw/cm² 走廊紫外线灯照射强度为：50uw/cm²，微生物实验室紫外线灯高度为3.0米，走廊紫外线灯高度为2.9米；结培室紫外线灯照射强度：63uw/cm²，走廊紫外线灯照射强度为：74uw/cm²，结培实验室紫外线等的高度为2.7m，走廊紫外线灯高度为2.6m。

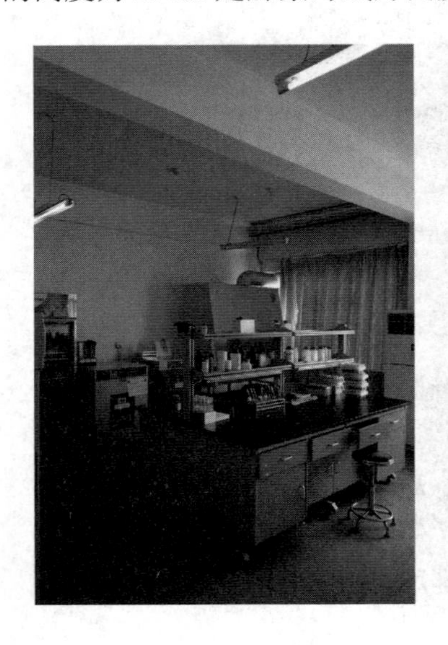
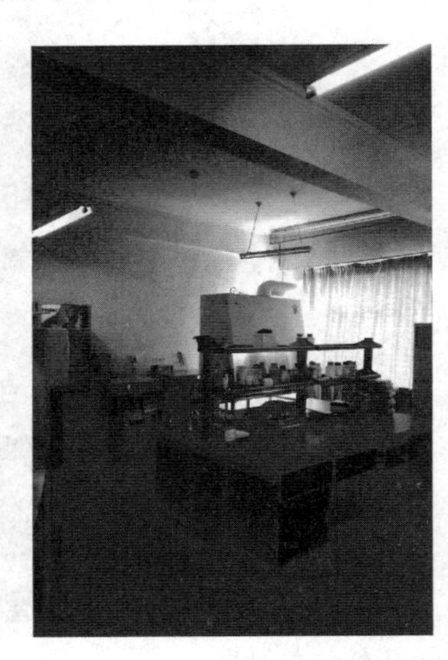

结核分枝杆菌实验室(日间及夜间)

(2)物品消毒：检查室内物品、门及把手、一般电器等表面，使用500～1000mg/L含氯消毒液进行擦拭消毒；室内地面使用500～1000mg/L含氯消毒液进行拖擦，使用后拖把用500～1000mg/L含氯消毒液进行浸泡，清洗干净后悬挂晾干备用。

(3)其他消毒措施：化学消毒：消毒剂配制和管理措施科室使用的化学消毒产品均

由医院药械科统一购置，院感科定期核查。

(三)个人防护

1.医用防护口罩

医护人员：实验室医务人员推荐使用医用防护口罩，严格按照医用防护口罩佩戴流程进行，原则上使用40小时/周，遇潮湿或污染随时更换。

2.手卫生

(1)微生物室医务人员手卫生知晓率100%，手卫生执行率为93%。

(2)结培室医务人员手卫生知晓率100%，手卫生执行率为92%(手卫生执行率为单盲观察法)。

五、放射科、气管镜室、B超室等高感染风险辅助科室

放射科、气管镜室、肺功能检查室等肺结核患者密集区域，极易产生气溶胶悬浮；消毒室等接触患者可能污染物品的科室，如果感控措施不理想，也易造成工作人员感染。建议着重从分时段就诊、增加自然通风次数和频率、增加紫外线照射消毒和化学消毒，督促个人佩戴防护用品等方面进行结核感染预防控制工作。

(一)管理措施方面

1.实行已知结核病患者、疑似结核病患者应与其他疾病患者分时段就诊。

2.要求已知结核病患者、疑似结核病患者就诊时佩戴医用外科口罩。

(二)环境和工程控制

1.建筑布局：放射科、气管镜室、B超室等高感染风险辅助科室采用自然通风：通风量平均为0-5个单位ACH。

2.紫外线消毒：采用直接照射法

(1)空气消毒：放射科紫外线灯照射强度(流动式)为78uw/cm^2，走廊紫外线灯的高度为3.0 m，照射强度为32uw/cm^2；气管镜室紫外线灯照射强度为：72uw/cm^2，B超室紫外线灯照射强度为：89uw/cm^2，气管镜室和B超室紫外线灯的高度为2.7 m。

(2)物品消毒：检查室内物品、门及把手、一般电器等表面，使用500～1000mg/L含氯消毒液进行擦拭消毒；室内地面使用500～1000mg/L含氯消毒液进行拖擦，使用后拖把用500～1000mg/L含氯消毒液进行浸泡，清洗干净后悬挂晾干备用。

(三)个人防护

1.医用防护口罩

(1)医护人员：医务人员推荐使用医用防护口罩，严格按照医用防护口罩佩戴流程进行，原则上使用40小时/周，遇潮湿或污染随时更换。每天使用后悬挂在专门的房间内，定时紫外线灯消毒。

(2)患者和家属：疑似或确诊结核病人需佩戴医用外科口罩。教育病人正确戴口罩，如口罩变湿，及时更换口罩。如果病人无法佩戴口罩，他们要严格注意呼吸道卫生，并保持咳嗽礼仪。

2. 手卫生：医务人员手卫生知晓率 96%，手卫生执行率为 88%（手卫生执行率为单盲观察法）。

六、病房

来院就诊的患者有的为疑似传染性肺结核患者，也有的为非专染性肺结核患者。可根据患者病情的不同，为其安置不同的病房。如非传染性结核病患者，安排在通风良好的普通病房；疑似肺结核患者一般安置在隔离病房；传染性肺结核患者和耐多药结核患者安排在指定病房。

第四节　结核病医院感染控制与预防难点

经过各级防控机构、诊疗部门持久努力，我国在结核病防控方面取得了积极的进展。但仔细推敲当前控制管理体系，仍可以发现我国在结核病控制管理方面存在着诸多不足。下面结核医院管理实际分为国家统筹管理、省市级具体执行两个层级就这些不足进行总结，以期能够对完善我国结核病控制管理体系有所补益。

一、全国结核病控制管理方面存在的不足

在国家统筹管理层面，我国结核病控制管理存在的最主要问题就是法制化管理不足、基层疾病预防控制机构整体水平低下和结核病发现率低三个方面。

（一）法制化管理不足

现阶段我国的结核病防治尚未纳入法制化管理，转诊率低、登记率低、漏报等均与法制化管理不足有关。如果发生医疗纠纷，将涉及法律问题，但是当前法律中还未对一些情况作出明确的规定。

（二）基层疾病预防控制机构整体规划不足

结核病人的治疗能否取得预定的效果在很大程度上取决于对病人的管理特别是服药依从性的督导，但是我国对基层疾病预防控制机构整体规划不足，导致各个基层执行部门普遍存在机构不健全、人员缺乏、经费匮乏、技术落后的问题，造成结核病控制管理上存在困难。

（三）结核病发现率低

中国结核病人发现率低，全国有近 2/3 的活动性病人、近 3/5 的涂阳病人未被发现，大大低于 WHO 的目标。

二、省(市)级医疗部门具体执行中存在的不足

(一)省市等更低级别结核病防控管理不到位

我国结核病感染控制起步较晚,大部分地区还处于起步阶段。所有的结核病工作集中于各级疾病预防控制机构,日常工作任务繁重,很难保证结核病控制工作的质量。很多结核病防控医疗卫生机构尚未建立健全组织架构,组织管理制度不健全,流程混乱,防控措施推进不力。很多医院尚未实施结核病患者的分诊制度,耐多药肺结核防治工作相对薄弱。

(二)建筑结构落后,环境与工程方面辅助作用不足

环境布局设计不合理导致结核病防治机构医务人员在工作过程中存在更高的感染几率。在我国,尤其是西北落后地区,很多医院兴建时间已久,陈旧的建筑设施、建筑布局以及建筑结构无法满足现代结核感染预防控制的要求,普遍存在建筑布局不合理,通风条件差、配套设计不足等问题,而且部分机构未设立独立候诊区,或未明确区分清洁区与污染区,存在通风效果不佳等问题。此外,环境与工程控制措施具有较强的专业性特点,各级结核病防治机构医务人员对于风向、风压、通风量、气流组织以及通风次数等术语知之甚少,单纯依赖结核病防治机构技术力量往往难以收到理想效果。

(三)医护工作者和来往医院的人群防护条件差,防护意识不足

当前国内不少肺结核专科医院对住院肺结核患者依然采用开放病区,菌阳与菌阴患者混住的落后管理模式,病房未进行分区隔离和通风设置,医护人员与患者使用同一通道出入病房,医护人员使用普通外科口罩,患者不佩戴口罩,医护人员结核病发病的情况时有发生。

第五节 结核病控制管理整体提升策略

结核病是一种可治愈的疾病,而且治疗方法及药物在各国之间并没有明显差异,正如结核病是一个重大的公共卫生问题,也是重要的政治问题,其控制也不能单纯依靠一个部门或一个机构能够完成,它需要国家和具体医疗机构两个层面的共同努力来完成。下面就如何提高结核病预防控制效果提出一点建议:

一、国家层面:多部门或组织共同协作保证结核病管理质量

(一)强化个人结核病防控法律责任

近年来,针对一些疫情暴发的情况,我国陆续修订、出台了系列传染病防控法律,这在一定程度上控制了传染病的传播。但对这些法律进行分析时发现,这些法律条例

主要是针对医疗机构和卫生行政部门，对公民个人的传染病防控法律责任认定及处较为模糊，没有明确的个人违反防控义务的责任处罚条例。因此，国家要在立法上明确肺结核患者（传染病患者）恶意传播疾病的法律责任。

在医护人员实际诊疗过程当中，常发现处于治疗期的结核病由于各种原因不规范治疗或中断治疗的现象，这不仅浪费了稀缺的卫生资源，也对人群产生不利的影响，所以作为结核病诊疗定点医院，应当积极推动国家层面的结核病立法，为强化个人结核病防控法律责任，制定相应的法律提供有效借鉴。

（二）将结核病治疗费用补偿完全纳入医疗保障体系

结核病治疗属于公共卫生范畴内的问题，治疗费用短缺是我国当前结核病人发现率低和结核病防治机构效率低的重要原因，如果能够将结核病治疗费用补偿完全纳入医疗保障体系，则有助于发现结核病人，消除患病隐患。

（三）建立结核病控制专家库

作为一个省级示范性结核病预防控制医院，我们在诊疗的过程中发现，如果能够按照行政区域划分建立由当地结核病治疗专家、研究机构或高等学府的流行病学、统计学专家所组成的结核病预防控制专家库，则对当地的结核病预防控制大有裨益。专家库功能之一在于根据结核病的流行特征结合当地结核病疫情信息预测结核病流行时间，为相关管理部门提供预警信息，在疾病流行之时也做到有备无患，保障社会稳定；另一个作用是为结核病治疗提供技术支持，共同制定出适合当地具体情况的结核病人管理方案，提高结核病人治疗的质量。

（四）建立结核病感染源追踪调查系统

我国结核病人发现的方式是被动发现，即病人因症就诊时被诊断出患病，由诊疗医师向疾病预防控制机构报告。这种被动发现的方式往往导致疫情信息与政策制定出现信息不对称，进而导致政策制定与实际情况不相符。如果我们能够建立结核病人追踪调查系统，对已发现的结核病人，开展调查工作，以“滚雪球”的方式主动发现传染源，了解其传染途径并以此为线索，追踪其感染途径并报告疾病预防控制机构，发现更多的结核病人，将能够为疾病预防控制机构提供更为准确的疫情信息，进而制定行之有效的疫情预防控制策略。

（五）建立结核病控制多部门协作网络平台

网络平台的发展，为疾病诊疗管理带来了新的机遇，如果我们能够在国家层面利用计算机技术将疾病预防控制机构、医疗机构结核病控制专家库、结核病人追踪调查系统以及现有的结核病网络直报系统连接起来，形成一个信息共享的工作网络，不仅可以提高结核病控制工作的质量和效率，也能够有效地从整体上推动结核病管理工作稳步发展。

二、本省层面：加强医疗机构管理、改善环境、提升防护意识

有宏观的把控，也要有微观的有的放矢。各级结核病预防控制医疗机构作为具体执行部门，应根据各自实际情况从组织管理、环境工程、个人防护等几个方面加强感染控制工作，结合兰州市肺科医院工作实际，总结归纳几点行之有效的提升办法，如下：

1. 组织管理方面：医疗卫生机构应建立健全结核病感染控制管理制度、规范管理流程、按步骤按计划实施监控和评价。积极开展对医务人员自我防护以及结核病患者的咳嗽礼仪的健康教育，增加科学研究投入；在诊治传染性肺结核患者过程中，采取一系列分诊、筛查、隔离等措施，做好预防控制工作。

2. 环境工程方面：医疗卫生机构应对建筑布局进行合理设计，对受到或可能受到结核分枝杆菌污染的环境，主要包括门诊、病房、实验室、住院病房等要进行充分的自然和机械通风，安装紫外线灯进行灭菌并对其进行常规维护，为实验室配备生物安全柜并定期进行检查和更换滤芯等，以降低空气中可吸入感染性微滴核的浓度。

3. 个人防护方面：督促医务人员从事医疗卫生工作时采用正确的防护措施，包括合理使用医用防护口罩、必要时提供手套、防护服等防护用品等等，应根据不同的操作要求选用不同的防护用品。积极开展医务人员医用防护口罩佩戴适合度试验培训，为其提供结核病感染预防控制学习机会。

三、结核病专科医院感染预防控制工作提升计划

(一)省内建设方面：建立肺结核防治服务联合体

建立医疗联合体可有效推进医疗资源的纵向整合，提高医疗服务体系整体的效率，优化医疗资源结构布局，提升医疗服务能力，控制医药费用。做好结核病防治工作需成立由卫生行政部门、疾控机构、医疗机构、医保部门、民政救助部门等多位一体的结核病防治服务联合体，其中医疗卫生机构为主体，社会保障救助力量为补充，其他社会部门共同参与，以整合医疗机构甚至全社会的资源，提高结核病防治服务效率。

(二)规划发展方面：创立标杆式结核病感染预防控制模式

省级结核病专科医院对全省结核病感染预防控制起到了示范作用，也推动本省结核病防控的进程，因此，提出以下建议：

1. 制度建设：进一步明确相关部门以及工作人员职责和流程环节，责任落实到科室、个人。

2. 区域建设：对于因建筑结构和布局原因引起的结核感染预防控制障碍，按照轻重缓急的办法，加强隔离防护区域，对实验室等区域进行必要的改造，各项试验分室进行；放射科、门诊综合楼等区域加强强制通风装置，门诊诊室医患位置，可采取平行对

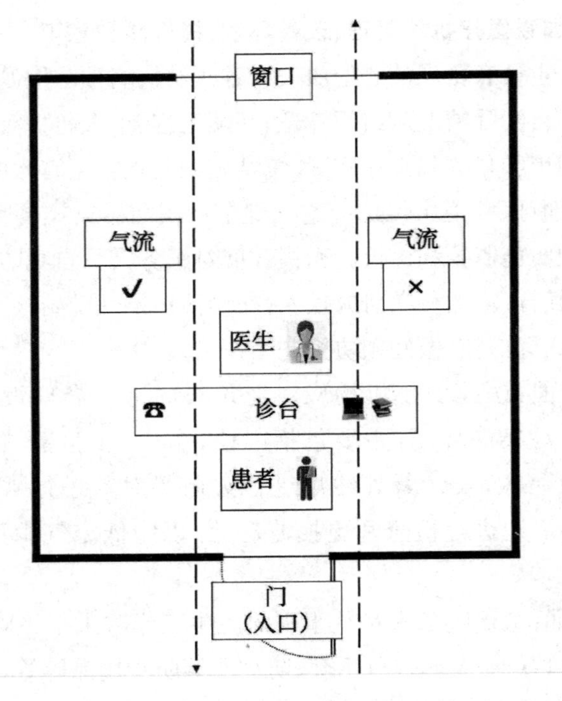

门诊诊室医患作为示意图(现状)

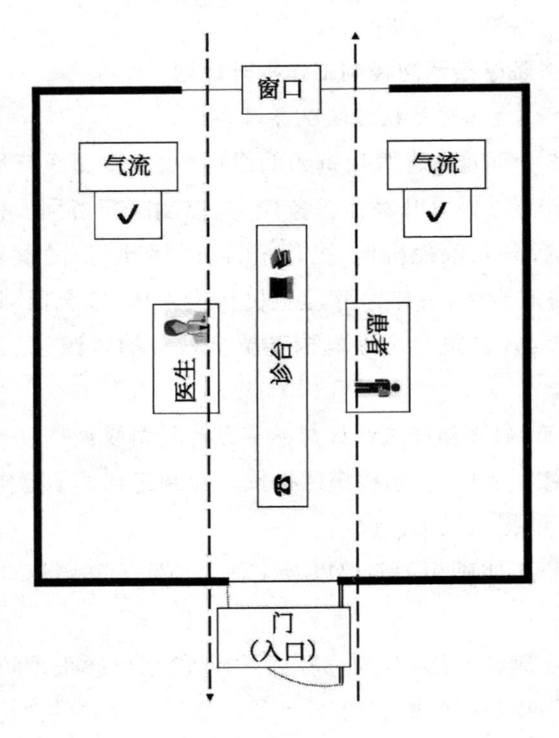

门诊诊室医患作为示意图(建议)

流门窗的方式，进一步降低结核病感染概率。

设计理念及原理：现有医患位置(上图)，如果气流从窗口到入口处流动，则可以避免患者对医生的飞沫传播；如果气流方向相反，则不能避免患者对医生的飞沫传播。下图建议的医患位置，无论气流如何流动，都可以避免飞沫传播。

3. 设备建设：进一步追加通风设施的资金投入，定期检查和更换通风装置；下照式紫外线灯降低至达标高度，有条件时装配投照式紫外线等设备，确保设备运转充分、正常。

4. 建设院内一体化电子网络：对传染病人进行统一管理，信息共享。

5. 分诊归口进一步合理化：结核病专科医院各科室和职能部门结核病感染预防控制管理能力、医疗水平、基础设施、工作经验相对不平衡。为了降低院内感染的概率，应将传染性结核和耐药结核进行归类管理，统一由符合院感要求的科室负责，并督促形成一套行之有效的传染性结核与耐药结核的管理办法，在同行业推行。

6. 进一步探索结核病感染预防控制教育模式、职业安全防护技术培训模式。

(三)卫生服务方面：深入开展覆盖全省的结核病防治服务

作为甘肃省公共卫生医疗救治中心、突发公共卫生事件定点救治医院，兰州市肺科医院将进一步开展覆盖全省的结核病防治服务，供结核病专科医院参考。

1. 为普通人群提供服务

开展多种形式的健康教育，通过印发宣传资料播放健康教育视频，以及举办社区及学校健康教育讲座和健康咨询活动，提高人群结核病防治知识知晓率，增强普通人群自我保健意识与能力；医疗机构将结核病筛查项目纳入普通人群的健康体检，体检结果记入健康档案，对体检信息及时进行监测与评估，发现疑似肺结核患者及时报告与转诊。

2. 高危人群提供服务

为糖尿病患者、HIV/AIDS 患者等肺结核高危人群和肺结核疑似症状者提供免费筛查服务；在学校、工地、福利院、监狱等人群密集的场所开展健康促进活动，有条件的要定期开展肺结核筛查，早期发现疑似肺结核患者；对肺结核患者的家属、朋友等密切接触者开展针对性的入户调查，及时发现家庭成员可疑症状者，动员其及时就诊；根据居民健康档案，对辖区糖尿病患者进行登记造册，动员其到社区拍片筛查，及时发现该人群中疑似肺结核患者并转诊；联合辖区艾滋病防治机构，协助其组织 HIV/AIDS 患者进行拍片筛查，及时发现疑似肺结核患者并转诊；对糖尿病患者、HV 感染者及患者提供管理随访服务，检测病情变化，指导合理用药，合理转诊。

3. 为肺结核患者提供服务

为确诊的肺结核患者提供国家统的免费抗结核药物。采用标准的化疗方案。使用新的肺结核实室诊断技术，如涂阴患者痰菌快速培养、LED荧光检测、环介导等温扩增技术、基因芯片检测等先进技术提高传染性肺结核患者的发现水平，早期发现耐药肺结核患者。采用多种督导管理方式，如手机管理、药盒管理和督导员管理等多种督导方式联合使用时掌握其服药情况。定期组织患者开展心理疏导活动，为患者提供心理支持服务。建立结核病患者信息管理系统，实时分析评肺结核患者的治疗、服药与随访情况。通过与医保、民政等部门为困难患者解决诊疗费用，保证其完成治疗。开展肺结核患者健康自我管理活动，开展合理膳食、适量运动、控烟、减盐、中医养生等健康生活方式指导。

第六节　结核病医疗质量控制中心的作用

一、成立背景

为协助甘肃省卫生健康委尽快实现“遏制结核病行动计划（2019—2022年）”目标，开展并制定全省结核病的质控标准、专业队伍培训、结核病定点医疗机构的配置、技术考核、信息化建设等，推进在全省各市级、县级设立分中心，形成“市级质控中心——区(县)级质控小组”两级严谨而有序的结核病医疗质量评价组织，做好行政部门的决策参谋。

二、工作运行情况

1. 完善质控中心组织建设，强化组织管理，建立全省质控中心网络，逐步完善硬件设施，明确专家组成员职责、确立整体工作规划。

2. 加强培训体系建设：为进一步强化质控中心职能，通过举办工作会议、规范化培训、督导考核、技术指导、严格经费管理等活动，协助省卫健委制定《甘肃省结核病质控考评方案》，参与甘肃省慢性“四病”综合防治及全程管理工作，全面实现结核病质控管理的规范化、科学化、制度化。

(1)举办结核病质控工作会议：邀请国内及省内知名专家对全省结核病定点医疗机构医务人员进行结核病诊疗规范化培训；同时对上一年度质控中心工作进行总结报告；

(2)举办结核病质控培训班：培训面向全省市、县级结核病定点医疗机构医务人员，分批次进行，为期3个月，以提高医务人员的规范化诊疗水平；

3. 对全省市、县级定点结核病医院进行督导工作。

(1)督导内容：各结核病定点医疗机构学科建设、技术水平、公共卫生、实验室、信息收集上报、质控管理，特别是地市级结核病定点医疗机构对于耐药结核病的诊疗、患

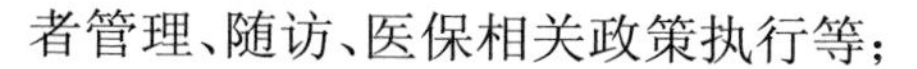

者管理、随访、医保相关政策执行等；

(2)查看痕迹资料，核查各种现场工作原始记录与网络数据的一致性；与工作人员交流、座谈；采取计分制考核形式，召开反馈会；

(3)督导组成员是由省结核病医疗质量控制中心专家组成员及省疾控结核病防控人员组成。

三、下一步工作规划(结合本省慢四病管理文件)

对全省从事结核病诊疗专业的医师及相关人员进行耐药结核病诊疗知识及相关专业技术培训：

1. 理论培训：主要培训县级医院分级诊疗的相关内容，采取集中统一授课的形式，由省结核病质控中心组织、市级结核病质控中心配合，到基层按片区进行授课；

2. 由省结核病质控中心组织专家组制作县级医院结核病分级诊疗的PPT，并由质控中心专家组成员在甘肃省慢性四病网络平台进行远程授课；

3. 考核：分类为理论考核和技能考核，由质控中心专家组成员定期到结核病定点医疗机构对医务人员进行现场考核；

4. 成效评价指标：通过培训，科室收治下级医院结核病分级诊疗患者数量增加；下级医院分级诊疗病种转诊率降低。

第七章　经血液传播疾病的预防控制管理

第一节　概　述

经血液传播疾病是一类可通过血液、体液途径传播的传染性疾病，包括乙型肝炎、丙型肝炎、艾滋病、梅毒等20多种疾病。这些疾病的病原体主要存在于感染者的外周血液、可通过输入污染的血液及血液制品、使用污染的医疗器械等而引起感染。

第二节　经血液传播疾病感控具体措施

经血液传播疾病职业最基本的途径是经患者的血液、体液进入医务人员的血液循环，其中包括被污染的锐器刺伤、破损的皮肤或黏膜接触了患者的血液和体液等，对护士而言，最主要的是被污染的锐器刺伤。

一、医院艾滋病防控与消毒隔离措施

1.职业暴露：HIV职业暴露是指卫生保健人员或人民警察在职业工作中与HIV感染者的血液、组织或其他体液等接触而具有感染HIV的危险。

(1)未明确患者是否为HIV阳性

医务人员应当遵照标准预防原则，对所有患者的血液、体液及被血液、体液污染的物品均视为具有传染性的病源物质，医务人员接触这些物质时，应当采取以下防护措施：

①医务人员进行有可能接触患者血液、体液的诊疗和护理操作时必须戴手套，操作完毕，脱去手套后立即洗手，必要时进行手消毒。

②在诊疗、护理操作过程中，有可能发生血液、体液飞溅到医务人员的面部时，医务人员应当戴手套、具有防渗透性能的口罩、防护眼镜；有可能发生血液、体液大面积飞溅或者有可能污染医务人员的身体时，还应当穿戴具有防渗透性能的隔离衣。

③医务人员手部皮肤发生破损，在进行有可能接触患者血液、体液的诊疗和护理操作时必须戴双层手套。

(2)已明确患者为HIV阳性

①预防职业暴露：艾滋病病毒职业暴露防护及暴露后的局部紧急处理、感染危险性评估要按照《医务人员艾滋病病毒职业暴露防护工作指导原则（试行）》(卫医发〔2004〕108号)有关规定执行。预防性治疗要按照国家免费艾滋病抗病毒药物治疗的有关规定执行。

医务人员预防艾滋病病毒感染的防护措施应当遵照标准预防原则，医务人员接触患者的血液、体液及被血液、体液污染的物品时，应当采取以下防护措施：

Ⅰ.医务人员进行有可能接触患者血液、体液的诊疗和护理操作时必须戴手套，操作完毕，脱去手套后立即洗手，必要时进行手消毒。

Ⅱ.在诊疗、护理操作过程中，有可能发生血液、体液飞溅到医务人员的面部时，医务人员应当戴手套、具有防渗透性能的口罩、防护眼镜；有可能发生血液、体液大面积飞溅或者有可能污染医务人员的身体时，还应当穿戴具有防渗透性能的隔离衣或者围裙。

Ⅲ.医务人员手部皮肤发生破损，在进行有可能接触患者血液、体液的诊疗和护理操作时必须戴双层手套。

Ⅳ.医务人员在进行侵袭性诊疗、护理操作过程中，要保证充足的光线，并特别注意防止被针头、缝合针、刀片等锐器刺伤或者划伤。

Ⅴ.使用后的锐器应当直接放入利器盒，也可以使用具有安全性能的注射器、输液器等医用锐器，以防刺伤。

Ⅵ.禁止将使用后的一次性针头重新套上针头套。禁止用手直接接触使用后的针头、刀片等锐器。

Ⅶ.密切观察患者行为，避免患者因愤怒、恐惧等心理产生的打击报复行为，如故意刺伤他人等。

②暴露源及其危险度：确定具有传染性的暴露源包括血液、体液、精液和阴道分泌物。脑脊液、关节液、胸水、腹水、心包积液、羊水也具有传染性，但其引起感染的危险程度尚不明确。粪便、鼻分泌物、唾液、痰液、汗液、泪液、尿液及呕吐物通常认为不具有传染性。

③艾滋病病毒职业暴露级别分为三级

发生以下情形时，确定为一级暴露：

Ⅰ.暴露源为体液、血液或者含有体液、血液的医疗器械、物品；

Ⅱ.暴露类型为暴露源沾染了有损伤的皮肤或者黏膜，暴露量小且暴露时间较短。

发生以下情形时，确定为二级暴露：

Ⅰ.暴露源为体液、血液或者含有体液、血液的医疗器械、物品；

Ⅱ.暴露类型为暴露源沾染了有损伤的皮肤或者黏膜，暴露量大且暴露时间较长；

或者暴露类型为暴露源刺伤或者割伤皮肤,但损伤程度较轻,为表皮擦伤或者针刺伤。

发生以下情形时,确定为三级暴露:

Ⅰ.暴露源为体液、血液或者含有体液、血液的医疗器械、物品;

Ⅱ.暴露类型为暴露源刺伤或者割伤皮肤,但损伤程度较重,为深部伤口或者割伤物有明显可见的血液。

④暴露源的病毒载量水平分为轻度、重度和暴露源不明三种类型。

Ⅰ.经检验,暴露源为艾滋病病毒阳性,但滴度低、艾滋病病毒感染者无临床症状、CD4计数正常者,为轻度类型。

Ⅱ.经检验,暴露源为艾滋病病毒阳性,但滴度高、艾滋病病毒感染者有临床症状、CD4计数低者,为重度类型。

Ⅲ.不能确定暴露源是否为艾滋病病毒阳性者,为暴露源不明型。

⑤职业暴露途径及其危险度:发生职业暴露的途径包括暴露源损伤皮肤(刺伤或割伤等)和暴露源沾染不完整皮肤或黏膜。如暴露源为HIV感染者的血液,那么经皮肤损伤暴露感染HIV的危险性为0.3%,经黏膜暴露为0.09%,经不完整皮肤暴露的危险度尚不明确,一般认为比黏膜暴露低。高危险度暴露因素包括:暴露量大、污染器械直接刺破血管、组织损伤深。

⑥医务人员发生艾滋病病毒职业暴露后,应当立即实施以下局部处理措施:

Ⅰ.用肥皂液和流动的清水清洗被污染局部;

Ⅱ.污染眼部等黏膜时,应用大量等渗氯化钠溶液反复对黏膜进行冲洗;

Ⅲ.存在伤口时,应轻柔由近心端向远心端挤压伤处,尽可能挤出损伤处的血液,再用肥皂液和流动的清水冲洗伤口;

Ⅳ.用75%的酒精或0.5%碘伏对伤口局部进行消毒、包扎处理。

⑦HIV职业暴露后预防性用药原则

Ⅰ.治疗用药方案:首选推荐方案为TDF/FTC+RAL或其他INSTIs;根据当地资源,如果INSTIs不可及,可以使用PIs如LPV/r和DRV/r;对合并肾脏功能下降者,可以使用AZT/3TC;

Ⅱ.开始治疗用药的时间及疗程:在发生HIV暴露后尽可能在最短的时间内(尽可能在2h内)进行预防性用药,最好不超过24h,但即使超过24h,也建议实施预防性用药。用药疗程为连续服用28天。

⑧HIV职业暴露后的监测:发生HIV职业暴露后立即、4周、8周、12周和6个月后检测HIV抗体。一般不推荐进行HIV p24抗原HIV-RNA测定。

2.非HIV职业暴露:指除职业暴露外其他个人行为发生的HIV暴露。暴露评估及处理原则尤其是阻断用药与职业暴露相似。尤其注意评估后阻断用药是自愿的原则及规范随访，以尽早发现感染者。

3. 消毒与隔离措施

(1)单间隔离。

(2)地面用 500mg/L 含氯消毒剂擦拭两次，病房内物品如桌子、椅子、凳子、呼叫器等用 500mg/L 含氯消毒剂擦拭，擦拭用抹布、拖布专用，用后消毒。

(3)室内空气每日用紫外线灯照射两次，每次 30 分钟。

(4)诊疗器械相对固定，用后用 500mg/L 含氯消毒剂消毒，如遇污染用 2000～5000mg/L 含氯消毒剂擦拭，作用时间＞30 分钟。

(5)建议给患者使用一次性衣被，用后焚烧。

(6)患者因病情需外出做检查时，告知医技科室，使用轮椅、担架等检查的，用后用 500mg/L 含氯消毒剂进行清洗、消毒。检查后，物体表面、地面未被血液、体液、分泌物污染的用 500mg/L 含氯消毒剂擦拭，如遇污染用 2000～5000mg/L 含氯消毒剂擦拭，作用时间＞30 分钟；患者直接接触的相关医疗器械立即清洁消毒，消毒方法按仪器要求处置。

(7)医疗废物的处理：

①患者所产生生活垃圾按医疗废物处理。

②产生的医疗废物分类处理双层黄袋密闭包装，避免刺破、渗漏。

③做好医疗废物的交接及记录。

④医疗废物周转箱及运送工具常规消毒。

二、丙型病毒性肝炎的医院感染防控措施

1. 丙型病毒性肝炎的筛查

(1)需进行丙型病毒性肝炎筛查的人群及筛查时间

①针对患者的筛查人群及时间

Ⅰ. 就诊时筛查：

a 有输血或血制品应用史者，特别 1993 年前有输血或应用血制品者；

b 曾经共用注射用具，包括仅注射 1 次者；

c 接受实体器官移植者或捐献实体器官或血液(包括血液成分捐献)者，未进行过丙型病毒性肝炎筛查者；

d 丙型病毒性肝炎患者的性伴侣或与其有共用牙刷、剃须刀、指甲刀等的家庭成员；

e 有破损皮肤、黏膜被 HCV 感染者伤口的血、血迹、棉球或其他用具等污染者；

f HIV 感染者、HIV 阳性的伴侣，男同性恋和多个性伴侣者；

g 有应用不安全针刺疗法、刺文身、皮肤穿孔史者；

h 不明原因转氨酶升高者。

Ⅱ. 进行外科手术及侵入性诊疗操作(所有涉及外科操作的内科、内窥镜、以及妇科、产科、牙科等的常规医疗操作)患者在进行操作前筛查抗 -HCV。

Ⅲ.血液透析患者首次血液透析前应进行抗 -HCV 检测,抗 -HCV 阴性者在血透中建议定期(半年)进行丙型病毒性肝炎的筛查。

Ⅳ.由于母传被动抗 -HCV 抗体会在婴儿血液中持续存在数月,因此 HCV 感染的母亲所生的婴儿应在出生后 1 个月查 HCV-RNA。

②针对医务人员的筛查人群及时间

被含有 HCV 血液或体液污染的注射器针头或其他利器刺伤,或黏膜暴露于 HCV 阳性血液的医务人员、急救人员或公共安全人员等,应及时进行抗 -HCV 检测,发生暴露后 12 周再次检测抗 -HCV,并根据检测结果确定是否需要后期跟踪监测。

拟从事明确有经血传播风险操作工作(如大型外科手术)的医务人员,入职或岗前应进行抗 -HCV 筛查,建议在定期体检中进行该项目复查。

(2)筛查方法

①抗 -HCV 的检测(初筛):丙型病毒性肝炎的筛查须用第 3 或第 4 代的酶联免疫或化学发光免疫分析方法(enzyme 或 chemiluminescent immunoassay ELA 或 CIA)检测抗 -HCV。

②HCV-RNA 的检测(确诊):敏感的分子生物学(PCR 法)技术检测 HCV-RNA。

注意:对应进行丙型病毒性肝炎筛查,同时又存在严重免疫低下或应用较强免疫抑制剂人群,应做 HCV-RNA 的筛查,而非单纯检测抗 -HCV 作为唯一的筛查项目。

2.筛查阳性病人及医务人员的管理

(1)筛查阳性者的诊疗程序

①门诊 / 住院病人:由医生开单对抗 -HCV 阳性者进行 HCV-RNA 检测,HCV-RNA 阳性者应及时请专科医生会诊,确定抗病毒治疗方案和时机,宜在原发病诊疗结束后转至专科进行抗病毒治疗;对 HCV-RNA 检测阴性者数周后重复检测,若 HCV-RNA 仍为阴性,说明丙型病毒性肝炎已治愈。若为阳性,建议转至专科进行抗病毒治疗。

②医务人员:医疗操作中发生职业暴露后如明确暴露源为 HCV 感染者,建议暴露后医务人员立即进行抗 -HCV 检测,留取抗 -HCV 本底资料;抗 -HCV 阳性者应进一步检测 HCV-RNA。HCV-RNA 阳性者建议进行标准抗病毒治疗;抗 -HCV 阴性者于暴露后 12 周再次检测抗 -HCV,抗 -HCV 阳性者进一步检测 HCV-RNA。HCV-RNA 阳性者建议立即进行抗病毒治疗;HCV-RNA 阴性者于暴露后 24 周检测抗 -HCV 和 ALT,并进行跟踪管理。

(2)医务人员岗位调整

若职业暴露后确诊为 HCV 感染者,建议进行抗病毒治疗,高 HCV 病毒载量的医务人员应暂时避免进行与有创操作相关的临床工作,直到 HCV-RNA 转阴方可恢复。

(3)报告与隐私保护

①对于筛查结果为抗 -HCV 阳性的患者：建议实验室通过 LIS 系统将患者信息上报医院相关行政管理部门（如医院感染管理部门），相关部门应定期进行信息核对汇总，对抗 -HCV 阳性却未进行 HCV-RNA 检测的患者，进行督促并及时跟进确诊及治疗情况。建议勿将患者的检验结果告知非相关人员。

②对于发生职业暴露后抗 -HCV 阳性的医务人员：建议主动上报医院感染管理部门。检验报告宜告知其本人，建议勿将其检验结果告知非相关人员，当事医务人员及相关人员有责任和义务对抗 -HCV 阳性的医务人员做好个人隐私保护。

3. 丙型病毒性肝炎的预防

(1)严格执行标准预防

标准预防是指认为病人的血液，体液，分泌物，排泄物均具有传染性，需进行隔离，不论是否有明显血迹，污染，是否接触非完整的皮肤与黏膜，接触上述物质者，必须采取预防措施。实施双向防护，防止疾病双向传播。标准预防措施主要包括：按需要戴手套、穿戴隔离衣、必要时戴双层手套、面罩、护目镜和口罩，在脱手套和隔离衣后要洗手或用快速手消毒剂擦手。在手术操作时采用“免徒手操作”技术，尽可能减少被针头、缝合针、刀片等锐器刺伤或划伤的机会。

(2)关注安全、合理用血

HCV 在医疗机构中的传播主要为血源性传播。患者如有输血或使用血液制品，应保障血制品的安全。

(3)阻断母婴传播

母婴传播是 HCV 传播途径之一，对 HCV 高载量的孕妇，应避免羊膜腔穿刺，不做剧烈运动和防腹部碰撞挤压等高危行为以保护胎盘，减少新生儿暴露于母血的机会；不建议通过剖腹产的方式来避免 HCV 垂直传播。对 HCV 高载量的产妇，自然产时应尽可能保证胎盘的完整性，避免对产妇进行有创检查，避免新生儿皮肤损伤，防止羊水吸入，婴儿出生后没有禁忌应立即流动温水洗浴脱污染，并注意保温。

(4)暴露后应急处理程序

暴露的黏膜应用大量的水冲洗，包括眼结膜。如果有刺伤的伤口，暴露发生后，捏住伤口近心端，阻断血流；然后用流动水冲洗暴露的伤口或非完整的皮肤，但不能用力擦洗，然后用消毒剂(碘伏或酒精)对伤口进行消毒。暴露者应立即报告医院感染或相关主管部门(应制定紧急联系电话)，并获得进一步的检测及追踪

(5)暴露后的预防措施

由于目前尚无 HCV 疫苗，故建议对发生职业暴露者进行密切的跟踪随访。

(6)阳性暴露物品及器械的处理

丙型病毒性肝炎患者使用后的可复用的物品及器械，应按照《中华人民共和国卫

生行业标准》WS 310.2-2009- 医院消毒供应中心第 2 部分:清洗消毒及灭菌技术操作规范进行处理。

丙型病毒性肝炎患者血液污染的废弃的物品,应遵循《医疗废物管理条例》及《医疗卫生机构医疗废物管理办法》的要求,进行分类及处置。

4. 教育培训

针对当前丙型病毒性肝炎的流行现状与严重后果,医疗机构还应对丙型病毒性肝炎感染的高危人群、医务人员进行系统的教育培训,这也是医院感染预防控制的重要手段。

(1)患者教育

对患者进行丙型病毒性肝炎防控教育的目的是规范高危人群的筛查,促进抗-HCV 阳性者进行 HCV-RNA 确诊从而提高丙型病毒性肝炎的治疗率,改善丙型病毒性肝炎感染者的预后。

①公众宣传:医院应充分利用候诊室、病区宣传画廊等空间对就诊患者进行宣传,例如通过海报、宣传彩页、壁挂电视等途径在候诊室定期循环播放 HCV 感染的危害、传播途径、临床特点、科学防控等知识。

②面对面宣教:医务人员向抗 -HCV 阳性患者介绍丙型病毒性肝炎的危害、及时 HCV-RNA 检测的重要性及治疗的必要性等知识。医务人员应向 HCV RNA 阳性患者介绍丙型病毒性肝炎的危害、治疗的必要性等知识。

(2)医务人员培训

在医务人员的职业伤害中,血源性暴露是主要风险之一。由于丙型病毒性肝炎的隐匿性,医务人员发生职业暴露后感染 HCV 的风险显著增加,为了避免患者及医务人员发生 HCV 的医源性感染,对医务人员进行血源性暴露的培训教育尤其重要。

①岗前培训:将血源性职业暴露的预防纳入医疗机构新到岗人员的培训中。

②继续教育:将相关培训纳入医疗机构员工年度继续教育必修课程,以确保每名员工每年都接受培训。

③专题教育:举办 HCV 感染职业暴露为主题的专题培训。

医源性感染是 HCV 传播的重要途径之一,其对患者及医务人员的危害不容忽视。早筛查、早诊断、早治疗是阻断 HCV 传播的有效措施,对于医务人员来说,严格执行标准预防措施可有效减少职业暴露的风险;掌握暴露后应急处理程序,则有可能将 HCV 暴露后的危害减少到最低。我们希望通过该指南的发布,能够提高医务人员对 HCV 医院感染防控的重视,进一步规范高危人群筛查,并对丙型病毒性肝炎患者进行及时有效的治疗,从而减少 HCV 的医源性传播,保障患者及医务人员的安全。

三、针刺伤的预防

注射器是护士每天都要接触的医疗器械，针刺伤在日常工作中屡见不鲜，因此针刺伤的预防尤为重要。

1. 手持针头和锐器时，避免锐利面对着他人，以防刺伤他人；

2. 为不合作的患者注射时，应在他人的协助下进行；

3. 不要将用过针头套回针帽，以防刺伤自己的手；

4. 注射器用过后针头应及时放入耐刺的容器内，不能随意丢弃或放置。

5. 针刺伤后及时报告制度

一旦发生针刺伤等锐器伤，应及时报告医院感染管理科。

报告内容：①暴露时间；②在哪里、做什么动作、被什么东西刺伤；③暴露来源是什么(血液或其他如体液等)、量多少、伤口多大多深；④暴露来源是否乙型肝炎、丙型肝炎、HIV感染(感染的严重程度，使用的药物，对药物的抗药性)；⑤暴露者是否接受乙型肝炎疫苗注射，抗体产生情况；⑥处理记录，用药记录，追踪，并咨询处理方案进行及时处理。

四、针刺伤后暴露的处理

1. 皮肤黏膜接触到患者的血液、体液后，应立即用肥皂清洗，并用流水冲洗；患者的血液、体液意外进入眼睛、口腔，应立即用生理盐水或用清水冲洗。

2. 如不慎被锐器刺伤，应立即挤出针刺处的血液，使用流水冲洗伤口 10 分钟，用碘伏对创面进行严格消毒处理；并进行血源性传播疾病的检查和随访。

3. 暴露于 HBV 应立即或在 24 小时内肌肉注射乙肝免疫高价球蛋白，同时进行血液 HBV 表面抗体检查，阴性者给予全程乙肝免疫接种，HBV 表面抗体阳性者，表明机体对乙肝已经有自我保护性，不需免疫接种。

4. 暴露于 HCV 应立即肌肉注射免疫球蛋白可能有预防作用，检测抗 HCV，以后每隔 1～2 月监测一次，直至 6～9 个月，发现阳性立即用 α－干扰素治疗。

5. 暴露于 HIV 后 2 小时内即开始预防治疗，持续 28 天。需联合用药。在接触当时、接触后 6 周、3 个月、6 个月及 12 个月进行 HIV 抗体监测，发现阳性及时治疗。

第八章　医院感染防控存在的问题及应对措施

新冠肺炎疫情发生后，医疗服务体系在疫情防控中发挥了关键作用，但也暴露出其在应对传染病方面存在的突出短板：传染病专科医院机构和人员数量不足，综合医院传染病防治被边缘化，基层医疗机构基本不具备应对新发传染病的能力，多数医疗机构内部设计和人员准备不适应传染病救治等。以此为鉴，应从强化传染病专科医院建设、对综合医院实施硬件和软件改造、提升基层医疗机构应对传染病能力，完善相关制度设计，实施配套储备措施等方面入手，尽快形成分工明确、合作有序的传染病救治格局，提升整个医疗服务体系应对重大疫情的能力。

近些年，全球新发传染病事件不断提升，传染病流行形势更加复杂。经验显示，早发现、早报告、早隔离、早治疗是应对突发重大疫情最有效的处置办法。

一、当前中国医疗服务体系应对传染病能力存在短板

重大疫情发生时，医疗服务体系需要做好两方面的事情：一是做好预防，实现早发现、早报告、早隔离，尽可能减少感染人数；二是做好救治，对感染者及时提供所需的医疗措施。当前，医疗服务体系中涉及传染病防控的机构包括传染病专科医院、综合医院和基层医疗机构三类。预防的理想模式，是上述三类机构共同发挥作用；救治的理想模式，是三者各有侧重，形成有效的分工合作机制。

其中，部分技术实力雄厚的三甲医院，主要针对伴有多重并发症的危重病例展开救治，传染病专科医院和综合医院主要针对中重症病例实施救治，基层医疗机构主要对轻症患者进行救治。救治中的临床诊疗方案，由技术实力雄厚的三甲医院和传染病专科医院合作开发，确定后下发至基层医疗机构指导进行相关诊治，基层医疗机构也需要及时将诊疗中发现的问题做出反馈，帮助传染病专科医院和三甲医院完善诊疗方案。此外，基层医疗机构还要做好病患转诊、对居民进行防护知识传播、配合完成流行病学调查等工作。

2003 年非典后，在强化专业公共卫生机构体系建设同时，中国从机构建设、人员配备、设备更新、费用保障等方面，全方位强化了医疗服务体系应对传染病的能力。以三甲医院为核心，医疗机构拥有的重症医学科(ICU)床位绝对数达到世界第二，截至 2020 年 2 月，全国的医院共设置了 1.5 万个发热门诊。尽管进步明显，但此次新冠肺炎疫情反映出，整体上中国医疗服务体系应对传染病特别是新发传染病的能力仍然存在显著不足。

1.传染病专科医院机构和人员数量不足

2003年5月国务院公布的《突发公共卫生事件应急条例》，要求“市级以上地方人民政府应当设置与传染病防治工作需要相适应的传染病专科医院或者指定具备传染病防治条件和能力的医疗机构承担传染病防治任务”。目前全国3.3万家医院中，传染病医院为168家；近1200万医疗卫生机构工作人员中，传染病医院工作人员不足6万名，占0.49%。在机构和人员整体不足的同时，近些年受收入不高等因素影响，传染病医院还面临着较为突出的人才流失问题。

2.综合医院传染病防治普遍被边缘化

综合医院是应对传染病发现和治疗的主要场所，但在现有筹资和薪酬体制下，综合医院的传染病防治工作普遍被边缘化。2018年，综合医院收入中来自财政补贴的比例为7.7%，来自业务收入的占比为89.67%。这意味着，医院在科室设置时不得不考虑经济收益。传染病防治虽具有广泛社会效益，但因直接经济收益不高，大部分医疗机构并不愿意将资源用于传染病防治。现有薪酬结构中，医务人员的收入绝大多数来自绩效。由于经济收益有限，传染病科医务人员收入普遍低于院内平均水平。收入不足，缺乏相应的职业防护，加之还面临同行及社会歧视，使绝大多数综合医院内的医务人员不愿从事传染病防治工作。上述问题相叠加，导致综合医院传染科建设长期滞后，传染病防治不被重视，相关制度落实不到位，影响着传染病的发现和上报。

3.基层医疗机构基本不具备应对新发传染病能力

2003年非典后，卫生部门先后明确提出“县级以上医疗机构都要设立专门的发热门诊”“二级以上综合医院将发热门诊、消化道门诊、呼吸道门诊和传染病科统一整合为感染性疾病科”的要求。相比3万多所医院，分布广泛、贴近居民的近100万所基层医疗机构理应在患者救治和疫情防控中发挥更大作用。但现实是，受制于技术、设备和人员等制约，当前的基层医疗机构基本不具备发现和治疗新发传染病的能力。新冠肺炎疫情发生后，基层医疗机构直接关闭发热门诊，在疫情防控中后期也没有实现被要求的承担对轻症患者进行治疗的功能。不仅基层医疗机构，一些县级甚至地级医院也基本没有针对重大传染性疾病进行救治的能力。这导致新冠患者的救治压力过分集中于专科医院和少数综合性医院，严重影响了对患者的治疗效果和效率，也形成了对非疫情治疗的挤兑。有关研究显示，即使对于诸如结核、乙肝等传统传染病，基层医疗机构的检测诊断能力也有待提高，且治疗也比较混乱。

4.除传染病医院，大多数医疗机构内部设计和人员准备不适应传染病救治

通过硬件设施设置和制度、流程等软件准备，对患者进行严格分流是医疗机构开

展传染病诊疗的基础。非典后虽然多数医疗机构以独立分区方式建设了发热门诊，但多局限在接诊方面。在之后的检验检测、诊疗救治、取药缴费等多个环节，当前大部分医疗机构并未进行严格分区设置。由于医疗机构建设时没有考虑大规模疫情暴发时救治使用，很多机构在需要时无法迅速改造为传染病人的救治场所。近些年，一些地方在建设时盲目推崇大规模单体医院模式，过度的病患聚集和相对困难的物理隔离，大大增加了这些机构在传染病突发时的应对风险。

总而言之，传染病之所以挑战巨大，一个重要原因是短时期内感染人数激增，就医治疗需求超出呼吸科、重症科、急诊科、感染科等常规针对传染病提供治疗的科室能力，需要医院其他科室人员迅速形成人力补充开展救治。但在当前综合医院传染病防治不被重视的背景下，其他科室的医务人员普遍对传染病患的救治流程、操作技术不熟悉，甚至缺乏基本的自我防护知识，重大疫情发生后很难形成安全、有效的救护人力补充。

二、多措并举，提升医疗服务体系应对重大疫情的能力

充分发挥传染病专科医院、综合医院、基层医疗卫生机构各主体作用，形成分工明确、合作有序的诊疗格局，是建立健全分级、分层、分流的传染病救治机制，提升应对重大疫情能力的基础。

1. 扩充区域卫生规划中的传染病专科医院建设

在区域卫生规划中，需要统筹考虑既有传染病威胁和新发传染病风险，合理配置卫生资源，强化传染病专科医院建设。一方面，通过加大资金支持、扩充人员编制、改善设备配置水平、提升人员薪酬水平等措施，提升现有传染病专科医院的医疗水平和救治能力。另一方面，对于人口达到一定规模的中心城市，新建或改造一批以应对传染病为重点的小综合、大专科的医疗机构。这些机构平日针对周边居民提供常见病、多发病的诊疗服务，既减少运营负担，也缓解医疗资源紧缺压力。

2. 对综合医院实施硬件和软件改造，提升传染病救治能力

一方面，通过基础设施改造、器械设备配备、就诊流程优化、人员科室调整等措施，实现院内传染病人诊疗的有效分流，提升综合医院开展传染病救治的基础条件。另一方面，在扩充传染科人员基础上，对其他科室定期开展传染病应对的相关知识培训和演练，提升各科室人员针对传染病的自我防护和救治支持能力，确保重大疫情发生时能够迅速形成有效的人员补充。为确保综合医院传染科人员稳定，需要建立专门的薪酬保障机制，确保传染科室工作人员收入水平等于甚至高于院内平均收入水平。

3. 全面提升基层医疗机构应对传染病的能力

通过基础设施改造提升、充实相关人员编制、定期进行专项知识培训、强化同大医院的医联体建设、借助数字技术进行远程指导等措施，全面提升基层医疗机构应对传染病的能力。在区、县域内，确保区县级综合医院具备治疗中重症患者的能力，街道 /

乡镇医疗机构具备治疗轻症患者的能力，为未来重大疫情暴发时大部分人员进行县域内救治奠定基础。

4. 完善制度建设，为分级、分层、分流救治机制的确立提供保障

一方面，以基层医疗机构救治轻症、包含县级医疗机构在内的综合医院和传染病专科医院救治中重症、部分大医院救治危重症为目标，完善相关法规，为各级机构进行相应的能力建设提供基础。另一方面，围绕院内传染病人诊治分流、医院内传染病例发现报告、传染科工作人员薪酬待遇、非传染科人员知识培训等重点问题，出台专项规定和监督机制，确保有关工作落实到位。

传染病之所以挑战巨大，一个重要原因是短时期内感染人数激增，就医治疗需求超出呼吸科、重症科、急诊科、感染科等常规针对传染病提供治疗的科室能力，需要医院其他科室人员迅速形成人力补充开展救治。但在当前综合医院传染病防治不被重视的背景下，其他科室的医务人员普遍对传染病患的救治流程、操作技术不熟悉，甚至缺乏基本的自我防护知识，重大疫情发生后很难形成安全、有效的救护人力补充。

三、需要把握的几个原则

1. 高度重视预防，确保实现“医防并重”

做好预防，通过早发现、早报告、早隔离，尽量减少感染者人数，是应对重大疫情的最佳办法。可考虑的手段包括：打通医院信息系统(HIS)与传染病网络直报系统；在医学培训中增加公共卫生和传染病防控的课程比重；在医务人员绩效工资考核方案中提高传染病监测、预防院内感染等指标权重；完善医疗机构内部传染病监测上报、预防院内感染等相关制度；在医疗机构内探索增设公共卫生领导负责制。

2. 坚持适度原则

重大疫情具有高度不确定性，疫情暴发时不同地区之间可以进行相互支持。日常的疫情应对准备，应根据人口规模、发生概率、支出成本等综合考虑，设定合理规模，重点做好能力储备。当前，不少地区借疫情大规模修建三甲医院和扩充 ICU 病床，过度扩张的设施建设，不仅带来资源浪费，还会推升医疗费用，增加患者负担。

3. 投入重点需要从“硬件”转向“软件”

经过多年建设，中国医疗服务体系在基础设施、设备配备等硬件方面已具备了较高水平，当前短板是人员能力不足，积极性不高，诊治流程设置不合理，对医疗服务需求反应敏感度不够等软件方面的问题。未来对医疗服务体系的投入重点，要集中于提升人员能力，提供充分激励，优化就诊和治疗流程，调整完善制度提升整个体系对医疗服务需求的灵敏度。

4. 充分重视技术进步作用

新冠肺炎疫情防控中，基因技术、远程诊疗、信息化管理等技术的作用充分彰显。

未来的医疗服务体系建设，要进一步重视技术的赋能，提升医疗机构内部运行效率，强化不同医疗机构之间、医疗系统同疾控系统之间、医疗体系同非医疗体系之间，以及政府体系同非政府体系之间的协作，降低运行成本，提升宏观绩效。

第九章 传染病医院的标准化建设

传染病医院、综合医院内独立传染病区的建设，必须遵守国家有关经济建设法规，尤其是重视贯彻包括《突发公共卫生事件应急条例》《传染病防治法》等在内的相关条例与法规，以及相关技术经济政策。传染病医院、综合医院内独立传染病区的建设，应符合国家及所在地区城市建设规划、卫生事业发展规划以及城市防灾应急预案的各项要求，并应考虑充分利用现有卫生资源，合理组织调配，避免重复建设或过度集中。

现有传染病医院或综合医院内独立传染病区以及传染病后备医院的改扩建应充分利用原有设施，并应考虑新旧部分的有机组合以及改扩建中必要的卫生安全防护措施。

1. 传染病医院及综合医院内独立传染病区的建设规模应根据所在地区，城市规模与等级，医院服务半径与服务人口，依据流行病学调查及传染病防治的实际需求以及拟建项目所在地区的经济发展水平、现有可利用卫生资源等因素综合分析确定，并应纳入当地医疗机构设置统一规划。

2. 传染病病床数的设置，城市按照非农业人口 1.2～1.5 床 / 万人，农村按照总人口 0.5 床 / 万人计算。

3. 根据所在城市人口规模，传染病医院和综合医院内独立传染病区的建设规模均按床位计算传染病医院的建设规模分为 60 床以下、100 床、200 床、300 床及 600 床，宜符合表 1 的规定。

表 1 传染病医院(病区)建设规模

类别	人口数	病床规模(床)
直辖市、省会城市、地级市(非农业人口)	50 万人以下	60
	50 万～100 万人	100
	100 万～200 万人	200
	200 万～400 万人	300
	>400 万人	600
县级(总人口)	30 万人口以下	12
	30 万～50 万人	20
	50 万～100 万人	30
	100 万人口以上	40

4. 传染病医院的日门诊量与编制床位数的比例一般为 0.5∶1，当需接受本地其他综合性医院传染科门诊转诊的患者时，比例应适当降低。

5. 传染病医院病种比例可按呼吸道传染病 40%、经消化道传播疾病 40%，其他类型传染病 20%分区设置。

6. 传染病医院的配套设施应根据相应的建设规模合理确定，主要包括蒸汽热水锅炉房、变配电间、医疗气体站房、洗衣房、污水处理站，在有条件的城市应建立集中的医疗废弃物焚烧炉，承担医院医疗废弃物的焚烧。

综合医院内独立传染病区应尽量利用医院内原有设施或与院区内其他单位合建。传染病区的污废水应进行单独消毒、无菌处理后排入医院总排水系统。

7. 医疗废弃物焚烧炉应根据医院规模、日处理量大小以及院区用地等具体条件，选择在院区内建设或在院区外建设。当在院区内建设时，应建在院区下风向一侧；当建在院区外时，应配置专用密闭运输车辆。

8. 传染病医院中急诊部、门诊部、住院部、医技科室、后勤保障系统、行政管理和院内生活用房等子项设施的床均建筑面积指标，宜符合表 2 的规定。

表 2　传染病医院建筑面积指标(m^2/床)

建设规模(床位数)	12～30 床	40 床	60 床	100-500 床	600 床
建筑面积指标	40	45	50	70	80

注：1. 表中所列指标是保证医院正常运转的最低建筑面积指标。具体项目可根据收治的传染病医院等级，收治患者传染病类别，根据需要和可能并报有关部门核实批准。

2.综合医院内独立传染病区可参照上述指标，但应扣除与院区其他部分共用部分包括保障系统主要医技科室，行政管理等面积。

9. 传染病医院各组成部分用房在总建筑面积所占的比例宜符合表 3 的规定。

表 3　传染病医院各类用房占建筑面积的比例(%)

门、急诊部	＞14
住院部	42
医技科室	19
保障系统	10
行政管理	7
院内生活	8

注：1. 使用中在不突破总建筑面积的前提下可根据地区和医院的实际需要做适当调整。

2. 医疗区内一般不安排生活设施，如确实需要，应在医疗区外就近安排。

3. 传染病医院与综合医院相比，门诊量与急诊量较小，但要求面积、空间适当放大。医技部门一般结合专业需求配置，可参照综合性医院调整。

10. 传染病医院应设置手术室，手术室间数按照每 100 病床设置 1 间。

11. 直辖市、省会城市、地级市的传染病医院应设置 ICU 病床，具体设置比例宜符合表 4 的规定。

表 4　传染病医院(病区)ICU 病床设置规模

类别	非农业人口	病床规模	ICU 病床占医院总病床%
直辖市、省会城市、地级市	50 万人以下	60	4
	50 万 -100 万人	100	4
	100 万 -200 万人	200	5
	200 万 -400 万人	300	5
	＞400 万人	600	6

12. 直辖市、省会城市的传染病医院应设置负压病房，具体设置比例宜符合表 5 的规定。

表 5　传染病医院(病区)负压病房设置规模

类别	非农业人口	每医院负压病房数量
直辖市、省会城市	150 万人以下	4
	150 万 -250 万人	8
	250 万 -350 万人	12
	＞350 万人	20

13. 传染病医院内如设置疾病预防监测控制，院内交叉感染科室，应按编制内每位预防监测工作人员 $9m^2$ 配置。

14. 设有研究所的传染病医院，应按编制内的每位专职科研人员另行增加科研用房的建筑面积，并应根据需要建设与研究所任务相适应规模及实验动物等级的中间实验动物房。

15. 新建传染病医院的选址应符合下列规定：

(1)应远离人口密集区域。

(2)应选择城市交通比较方便地段,以利病人就诊治疗。

(3)应选择比较平坦,地势较高,地基良好地段。

(4)应选择附近有比较完善市政公用系统的区域。

(5)应远离易燃、易爆及有害气体生产、贮存场所。

(6)应远离食品和饲料生产、加工、贮存,家禽、家畜饲养、产品加工等企业。

(7)应远离幼儿园、学校等人员密集的公共设施或场所。

(8)传染病医院选址应特别注意环境保护要求,除防止外环境对院区干扰外,尤其注重院区污、废水排放,医疗废弃物等处置,保证周围环境的卫生安全。

16. 在综合医院内设置独立传染病区时,传染病区与医院其他医疗用房的卫生间距应大于30米,传染病区应设有相对独立的出入口。

17. 传染病医院及综合医院传染病病区总体规划与建设的确定应符合下列规定:

(1)必须坚持科学合理,节约用地的原则,并满足卫生隔离要求;

(2)满足基本功能需要的同时,适当考虑未来发展。必要时,还应适当度考虑适应突发公共卫生事件应急时期紧急扩展用地的需要;

(3)合理确定功能分区,科学组织人流物流,做到洁污分区、切断传染途径、避免交叉感染;

(4)根据不同地区自然气候条件,采用合理的布局方式。应使主要建筑物有良好朝向,保证建筑物间距应满足卫生、日照、采光、通风、消防等要求。

18. 传染病医院的总平面,应根据地形地势、院区用地范围合理规划、布置。在保证使用功能与传染病防护隔离卫生安全的前提下建筑物应合理组合,提高土地利用率。后勤保障部门宜设在使用负荷中心。

19. 传染病医院的建设用地包括急诊部、门诊部、住院部、医技科室、后勤保障系统以及行政管理和院内生活用房等7项。新建传染病医院床均建设用地指标不应超过表6的规定。

表6 传染病医院(病区)建设用地指标(m^2/床)

建设规模(床位数)	12-30床	40床	60床	100-500床	600床
建设用地指标	130	130	130	125	120

注:1. 表中指标为传染病医院七项基本建设内容所需的最低用地指标。当规定的指标确实不能满足需要时,可按不超过11m^2/床指标增加用地面积,用于传染病预防监测,科学研究用房建设及满足突发公共卫生事件应急时期紧急扩展用地的需要。

2.表中指标包括必要的隔离警戒用地。

20. 医院入口处应布置足够量的急救车及小型汽车停车位。停车数量应按当地有关规定确定。停车场内应按院外院内车辆分区布置停车位。

烈性传染病医院应按卫生部门要求在院区出入口附近设置专门的出入汽车冲洗消毒站，消毒站场应设在院区之外，其用地和面积由市有关部门统一安排。

21. 新建传染病医院的建筑密度宜为25%～30%，绿地率不低于35%，改扩建传染病医院建筑密度不宜超过35%，绿地率不应低于35%。

22. 传染病医院，传染病区的建设，应贯彻适用、经济、卫生安全的原则。建筑标准应区别不同地区气候条件，不同规模等级以及当地经济条件合理确定。

23. 传染病医院，污染病区应以多层建筑为主，在用地特别紧张的地区方可建高层。在规模小，用地允许情况下也可考虑采用单层建筑。

24. 门诊楼、医技楼、病房楼等，当为多层建筑时，宜采用钢筋混凝土框架结构，当为单层建筑时，亦可采用砖混结构，但应采取抗震措施。

25. 传染病医院的建筑装修与环境设计，应结合患者生理、心理特点，以及当地民俗特点，做到色彩明亮，线条简洁，防止积垢，便于清洁，有利消毒。

26. 传染病医院建筑物围护结构与屋面、外窗应使用气密性、防水构造良好的产品，门、墙角及走廊双侧及转角处，应采取防碰撞措施。

27. 医院主要通道以及卫浴间应按照无障碍要求进行设计。

28. 门诊部、急诊部、医技科室、住院部等医疗业务用房室内装修应符合下列规定：

(1)顶棚便于清扫、防积尘，照明应采用防眩光吸顶灯。

(2)内墙墙体应选用不、难燃、耐撞、无污染材料，墙体安装应牢固；涂料、壁纸要选用擦洗方便的产品。

(3)手术室内墙应采用耐擦洗，难结污、易清洗、耐腐蚀的材料，阴阳角接缝处应设大弧度，以免积灰。

(4)放射科，X线CT机房等应采取射线防护措施，采用相应厚度铅板或实心砖墙，双面抹含钡砂浆保护层，设铅板夹芯门及铅玻璃观察窗。

(5)病房走廊、病房内等患者通行的楼、地面应选用防滑地面材料。

(6)病房卫生间及备餐间、污物间应选用防滑地面材料。

(7)传染病医院及综合医院传染病病区应建设污水处理设施，污水的排放应遵守国家有关环境保护的规定。

29. 传染病医院，综合医院传染病区的设备配置，应符合下列规定：

(1)一般医疗设备的配置，可参照《综合医院医疗器械装备标准》(试行)和《医疗机构基本标准》(试行)的规定执行。

(2)大型、精密、贵重仪器设备，应根据医院的具体服务内容，承担的任务与需要，依据区域卫生规划和应急防疫规划的要求。综合当地经济水平合理配置。

30. 传染病医院内医用家具的装备，可参照《综合医院装备标准》执行。

31. 传染病院应配置与其建设规模相适应的通信系统。配置必要的移动电话。

32. 传染病医院应配置与其建设规模和管理工作相适应的计算机综合布线系统，大型设施应纳入楼宇自动化及图文传输系统。

33. 传染病医院应设置闭路电视系统。考虑隔离区与限制区之间的电讯联络，有条件时可设置探视廊，病房宜配置对讲系统。

附件 1

甘肃省结核病诊治定点医院名录

地 区	定点医疗机构名称	诊治病种	
		普通肺结核	耐多药肺结核
兰州市	兰州市肺科医院	√	√
城关区	兰州市肺科医院	√	√
七里河区	兰州市肺科医院	√	√
安宁区	兰州市肺科医院	√	√
西固区	兰州市肺科医院	√	√
红古区	甘肃省人民医院(红古分院)	√	
榆中县	榆中县人民医院	√	
永登县	永登县人民医院	√	
皋兰县	皋兰县人民医院	√	
嘉峪关市	嘉峪关市第一人民医院	√	
金昌市	金昌市中心医院		√
金川区	金昌市中心医院	√	
永昌县	永昌县人民医院	√	
白银市	甘肃省中医院白银分院		√
白银区	甘肃省中医院白银分院	√	
平川区	平川区人民医院	√	
靖远县	靖远县人民医院	√	
会宁县	会宁县人民医院	√	
景泰县	景泰县人民医院	√	
天水市	天水市第五人民医院	√	√
秦州区	天水市第五人民医院	√	
麦积区	天水市第五人民医院	√	
甘谷县	甘谷县人民医院	√	
秦安县	秦安县人民医院	√	
武山县	武山县人民医院	√	
清水县	清水县人民医院	√	
张川县	张川县人民医院	√	

地区	定点医疗机构名称	诊治病种	
		普通肺结核	耐多药肺结核
武威市	武威市传染病医院		√
凉州区	武威市传染病医院	√	
民勤县	武威市民勤县医院	√	
古浪县	武威市古浪县医院	√	
天祝县	武威市天祝县医院	√	
张掖市	河西学院附属张掖人民医院		√
甘州区	甘州区人民医院	√	
临泽县	临泽县人民医院	√	
高台县	高台县人民医院	√	
山丹县	山丹县人民医院	√	
民乐县	民乐县人民医院	√	
肃南县	肃南县人民医院	√	
平凉市	平凉市人民医院	√	√
崆峒区	平凉市人民医院	√	√
泾川县	泾川县人民医院	√	
灵台县	灵台县人民医院	√	
崇信县	崇信县人民医院	√	
华亭县	华亭县人民医院	√	
庄浪县	庄浪县人民医院	√	
静宁县	静宁县人民医院	√	
酒泉市	酒泉市人民医院		√
肃州区	酒泉市第二人民医院	√	
金塔县	金塔县人民医院	√	
玉门市	玉门市第一人民医院	√	
瓜州县	瓜州县人民医院	√	
敦煌市	敦煌市医院	√	
阿克塞县	阿克塞县人民医院	√	
肃北县	肃北县人民医院		√
庆阳市	庆阳市人民医院		√
西峰区	西峰区人民医院	√	

地 区	定点医疗机构名称	诊治病种	
		普通肺结核	耐多药肺结核
环 县	环县人民医院	√	
庆城县	庆城县人民医院	√	
华池县	华池县人民医院	√	
合水县	合水县人民医院	√	
正宁县	正宁县人民医院	√	
宁 县	宁县人民医院	√	
镇原县	镇原县第一人民医院	√	
定西市	定西市人民医院		√
安定区	定西市第二人民医院	√	
陇西县	陇西人民医院	√	
通渭县	通渭县人民医院	√	
渭源县	渭源县人民医院	√	
临洮县	临洮县人民医院	√	
漳 县	漳县人民医院	√	
岷 县	岷县人民医院	√	
陇南市	陇南市第一人民医院		√
武都区	武都区第一人民医院	√	
成 县	成县人民医院	√	
西和县	西和县人民医院	√	
文 县	文县第一人民医院	√	
康 县	康县第一人民医院	√	
徽 县	徽县人民医院	√	
宕昌县	宕昌县人民医院	√	
礼 县	礼县第一人民医院	√	
两当县	两当县县人民医院	√	
临夏州	临夏州人民医院		√
永靖县	永靖县人民医院	√	
临夏市	临夏市人民医院	√	
和政县	和政县人民医院	√	

地　区	定点医疗机构名称	诊治病种	
		普通肺结核	耐多药肺结核
临夏县	临夏县人民医院	√	
	临夏县中医院	√	
广河县	广河县人民医院	√	
康乐县	康乐县人民医院	√	
积石山县	积石山县人民医院	√	
东乡县	东乡县人民医院	√	
甘南州	甘南州人民医院		√
合作市	甘南州人民医院	√	
临潭县	临潭县第一人民医院	√	
卓尼县	卓尼县人民医院	√	
舟曲县	舟曲县人民医院	√	
迭部县	迭部县人民医院	√	
玛曲县	玛曲县人民医院	√	
碌曲县	碌曲县人民医院	√	
夏河县	夏河县人民医院	√	

附件 2

甘肃省艾滋病诊治定点医院名录

地　区	市、县	定点医疗机构名称
兰　州	兰州市	兰州市肺科医院
		兰州大学第一医院
		甘肃省康泰医院
嘉峪关	嘉峪关市	嘉峪关市第一人民医院
金　昌	金昌市	金昌市中心医院
	永昌县	永昌县人民医院
白　银	白银市	甘肃省中医院白银分院
	白银市	白银市中心医院
	靖远县	靖远县人民医院
	会宁县	会宁县人民医院
	景泰县	景泰县人民医院
天　水	天水市	天水市第五人民医院
	清水县	清水县疾病预防控制中心
	秦安县	秦安县疾病预防控制中心
	甘谷县	甘谷县人民医院
	甘谷县	甘谷县疾病预防控制中心
	武山县	武山县疾病预防控制中心
	武山县	武山县人民医院
	张家川县	张家川县疾病预防控制中心
武　威	武威市	凉州区人民医院
	民勤县	民勤县人民医院
	古浪县	古浪县县医院
	天祝县	天祝县人民医院

地　区	市、县	定点医疗机构名称
张　掖	张掖市	张掖市甘州区人民医院
	肃南县	肃南县人民医院
	民乐县	民乐县人民医院
	临泽县	临泽县人民医院
	高台县	高台县人民医院
	山丹县	山丹县人民医院
平　凉	平凉市	平凉市第二人民医院
	泾川县	泾川县人民医院
	泾川县	泾川县人民医院
	崇信县	崇信县人民医院
	庄浪县	庄浪县人民医院
	静宁县	静宁县人民医院
	华亭市	华亭市第一人民医院
酒　泉	酒泉市	酒泉市第二人民医院
	金塔县	金塔县人民医院
	瓜州县	瓜州县人民医院
	肃北县	肃北县疾病预防控制中心
	玉门市	玉门市第一人民医院
	敦煌市	敦煌市中医院
庆　阳	庆阳市	西峰区人民医院
	庆城县	庆城县人民医院
	环　县	环县第一人民医院
	华　池	华池县人民医院
	合水县	合水县人民医院
	正宁县	正宁县人民医院
	宁　县	宁县人民医院
	镇原县	镇原县第一人民医院

地　区	市、县	定点医疗机构名称
定　西	定西市	定西市人民医院
	定西市	定西市第二人民医院
	通渭县	通渭县疾病预防控制中心
	陇西县	陇西县第一人民医院
	渭源县	渭源县人民医院
	临洮县	临洮县人民医院
	漳　县	漳县人民医院
	岷　县	岷县人民医院
陇　南	陇南市	陇南市人民医院
	成　县	成县人民医院
	文　县	文县第一人民医院
	文　县	文县疾病预防控制中心
	宕昌县	宕昌县疾病预防控制中心
	康　县	康县疾病预防控制中心
	西和县	西和县人民医院
	礼　县	礼县第一人民医院
	徽　县	徽县人民医院
	两当县	两当县人民医院
临夏州	临夏市	临夏市人民医院
	临夏县	临夏县人民医院
	康乐县	康乐县人民医院
	永靖县	永靖县人民医院
	广河县	广河县人民医院
	和政县	和政县医院
	东乡族自治县	东乡族自治县人民医院
	积石山县	积石山县人民医院
甘南州	甘南州	甘南州疾病预防控制中心
	临潭县	临潭县第一人民医院
	卓尼县	卓尼县人民医院
	迭部县	迭部县人民医院
	碌曲县	碌曲县人民医院
	夏河县	夏河县人民医院

附件 3

中华人民共和国传染病防治法(2013 修正)

第一章　总　则

第一条　为了预防、控制和消除传染病的发生与流行,保障人体健康和公共卫生,制定本法。

第二条　国家对传染病防治实行预防为主的方针,防治结合、分类管理、依靠科学、依靠群众。

第三条　本法规定的传染病分为甲类、乙类和丙类。

甲类传染病是指:鼠疫、霍乱。

乙类传染病是指:传染性非典型肺炎、艾滋病、病毒性肝炎、脊髓灰质炎、人感染高致病性禽流感、麻疹、流行性出血热、狂犬病、流行性乙型脑炎、登革热、炭疽、细菌性和阿米巴性痢疾、肺结核、伤寒和副伤寒、流行性脑脊髓膜炎、百日咳、白喉、新生儿破伤风、猩红热、布鲁氏菌病、淋病、梅毒、钩端螺旋体病、血吸虫病、疟疾。

丙类传染病是指:流行性感冒、流行性腮腺炎、风疹、急性出血性结膜炎、麻风病、流行性和地方性斑疹伤寒、黑热病、包虫病、丝虫病,除霍乱、细菌性和阿米巴性痢疾、伤寒和副伤寒以外的感染性腹泻病。国务院卫生行政部门根据传染病暴发、流行情况和危害程度,可以决定增加、减少或者调整乙类、丙类传染病病种并予以公布。

第四条　对乙类传染病中传染性非典型肺炎、炭疽中的肺炭疽和人感染高致病性禽流感,采取本法所称甲类传染病的预防、控制措施。其他乙类传染病和突发原因不明的传染病需要采取本法所称甲类传染病的预防、控制措施的,由国务院卫生行政部门及时报经国务院批准后予以公布、实施。需要解除依照前款规定采取的甲类传染病预防、控制措施的,由国务院卫生行政部门报经国务院批准后予以公布。省、自治区、直辖市人民政府对本行政区域内常见、多发的其他地方性传染病,可以根据情况决定按照乙类或者丙类传染病管理并予以公布,报国务院卫生行政部门备案。

第五条　各级人民政府领导传染病防治工作。县级以上人民政府制定传染病防治规划并组织实施,建立健全传染病防治的疾病预防控制、医疗救治和监督管理体系。

第六条　国务院卫生行政部门主管全国传染病防治及其监督管理工作。县级以上地方人民政府卫生行政部门负责本行政区域内的传染病防治及其监督管理工作。县级以上人民政府其他部门在各自的职责范围内负责传染病防治工作。军队的传染病防治工作，依照本法和国家有关规定办理，由中国人民解放军卫生主管部门实施监督管理。

第七条 各级疾病预防控制机构承担传染病监测、预测、流行病学调查、疫情报告以及其他预防、控制工作。医疗机构承担与医疗救治有关的传染病防治工作和责任区域内的传染病预防工作。城市社区和农村基层医疗机构在疾病预防控制机构的指导下，承担城市社区、农村基层相应的传染病防治工作。

第八条 国家发展现代医学和中医药等传统医学，支持和鼓励开展传染病防治的科学研究，提高传染病防治的科学技术水平。国家支持和鼓励开展传染病防治的国际合作。

第九条 国家支持和鼓励单位和个人参与传染病防治工作。各级人民政府应当完善有关制度，方便单位和个人参与防治传染病的宣传教育、疫情报告、志愿服务和捐赠活动。居民委员会、村民委员会应当组织居民、村民参与社区、农村的传染病预防与控制活动。

第十条 国家开展预防传染病的健康教育。新闻媒体应当无偿开展传染病防治和公共卫生教育的公益宣传。各级各类学校应当对学生进行健康知识和传染病预防知识的教育。医学院校应当加强预防医学教育和科学研究，对在校学生以及其他与传染病防治相关人员进行预防医学教育和培训，为传染病防治工作提供技术支持。疾病预防控制机构、医疗机构应当定期对其工作人员进行传染病防治知识、技能的培训。

第十一条 对在传染病防治工作中做出显著成绩和贡献的单位和个人，给予表彰和奖励。对因参与传染病防治工作致病、致残、死亡的人员，按照有关规定给予补助、抚恤。

第十二条 在中华人民共和国领域内的一切单位和个人，必须接受疾病预防控制机构、医疗机构有关传染病的调查、检验、采集样本、隔离治疗等预防、控制措施，如实提供有关情况。疾病预防控制机构、医疗机构不得泄露涉及个人隐私的有关信息、资料。卫生行政部门以及其他有关部门、疾病预防控制机构和医疗机构因违法实施行政管理或者预防、控制措施，侵犯单位和个人合法权益的，有关单位和个人可以依法申请行政复议或者提起诉讼。

第二章 传染病预防

第十三条 各级人民政府组织开展群众性卫生活动，进行预防传染病的健康教育，倡导文明健康的生活方式，提高公众对传染病的防治意识和应对能力，加强环境卫生建设，消除鼠害和蚊、蝇等病媒生物的危害。各级人民政府农业、水利、林业行政部门按照职责分工负责指导和组织消除农田、湖区、河流、牧场、林区的鼠害与血吸虫危害，以及其他传播传染病的动物和病媒生物的危害。铁路、交通、民用航空行政部门负责组织消除交通工具以及相关场所的鼠害和蚊、蝇等病媒生物的危害。

第十四条 地方各级人民政府应当有计划地建设和改造公共卫生设施，改善饮用水卫生条件，对污水、污物、粪便进行无害化处置。

第十五条 国家实行有计划的预防接种制度。国务院卫生行政部门和省、自治区、直辖市人民政府卫生行政部门，根据传染病预防、控制的需要，制定传染病预防接种规划并组织实施。用于预防接种的疫苗必须符合国家质量标准。国家对儿童实行预防接种证制度。国家免疫规划项目的预防接种实行免费。医疗机构、疾病预防控制机构与儿童的监护人应当相互配合，保证儿童及时接受预防接种。具体办法由国务院制定。

第十六条 国家和社会应当关心、帮助传染病病人、病原携带者和疑似传染病病人，使其得到及时救治。任何单位和个人不得歧视传染病病人、病原携带者和疑似传染病病人。传染病病人、病原携带者和疑似传染病病人，在治愈前或者在排除传染病嫌疑前，不得从事法律、行政法规和国务院卫生行政部门规定禁止从事的易使该传染病扩散的工作。

第十七条 国家建立传染病监测制度。国务院卫生行政部门制定国家传染病监测规划和方案。省、自治区、直辖市人民政府卫生行政部门根据国家传染病监测规划和方案，制定本行政区域的传染病监测计划和工作方案。各级疾病预防控制机构对传染病的发生、流行以及影响其发生、流行的因素，进行监测；对国外发生、国内尚未发生的传染病或者国内新发生的传染病，进行监测。

第十八条 各级疾病预防控制机构在传染病预防控制中履行下列职责：

（一）实施传染病预防控制规划、计划和方案；

（二）收集、分析和报告传染病监测信息，预测传染病的发生、流行趋势；

（三）开展对传染病疫情和突发公共卫生事件的流行病学调查、现场处理及其效果评价；

（四）开展传染病实验室检测、诊断、病原学鉴定；

（五）实施免疫规划，负责预防性生物制品的使用管理；

（六）开展健康教育、咨询，普及传染病防治知识；

（七）指导、培训下级疾病预防控制机构及其工作人员开展传染病监测工作；

（八）开展传染病防治应用性研究和卫生评价，提供技术咨询。国家、省级疾病预防控制机构负责对传染病发生、流行以及分布进行监测，对重大传染病流行趋势进行预测，提出预防控制对策，参与并指导对暴发的疫情进行调查处理，开展传染病病原学鉴定，建立检测质量控制体系，开展应用性研究和卫生评价。设区的市和县级疾病预防控制机构负责传染病预防控制规划、方案的落实，组织实施免疫、消毒、控制病媒生物的危害，普及传染病防治知识，负责本地区疫情和突发公共卫生事件监测、报告，开展流行病学调查和常见病原微生物检测。

第十九条 国家建立传染病预警制度。国务院卫生行政部门和省、自治区、直辖市人民政府根据传染病发生、流行趋势的预测，及时发出传染病预警，根据情况予以公布。

第二十条 县级以上地方人民政府应当制定传染病预防、控制预案，报上一级人民政府备案。传染病预防、控制预案应当包括以下主要内容：

（一）传染病预防控制指挥部的组成和相关部门的职责；

（二）传染病的监测、信息收集、分析、报告、通报制度；

（三）疾病预防控制机构、医疗机构在发生传染病疫情时的任务与职责；

（四）传染病暴发、流行情况的分级以及相应的应急工作方案；

（五）传染病预防、疫点疫区现场控制，应急设施、设备、救治药品和医疗器械以及其他物资和技术的储备与调用。地方人民政府和疾病预防控制机构接到国务院卫生行政部门或者省、自治区、直辖市人民政府发出的传染病预警后，应当按照传染病预防、控制预案，采取相应的预防、控制措施。

第二十一条 医疗机构必须严格执行国务院卫生行政部门规定的管理制度、操作规范，防止传染病的医源性感染和医院感染。医疗机构应当确定专门的部门或者人员，承担传染病疫情报告、本单位的传染病预防、控制以及责任区域内的传染病预防工作；承担医疗活动中与医院感染有关的危险因素监测、安全防护、消毒、隔离和医疗废物处置工作。疾病预防控制机构应当指定专门人员负责对医疗机构内传染病预防工作进行指导、考核，开展流行病学调查。

第二十二条 疾病预防控制机构、医疗机构的实验室和从事病原微生物实验的单位，应当符合国家规定的条件和技术标准，建立严格的监督管理制度，对传染病病原体样本按照规定的措施实行严格监督管理，严防传染病病原体的实验室感染和病原微生物的扩散。

第二十三条 采供血机构、生物制品生产单位必须严格执行国家有关规定，保证血液、血液制品的质量。禁止非法采集血液或者组织他人出卖血液。疾病预防控制机构、医疗机构使用血液和血液制品，必须遵守国家有关规定，防止因输入血液、使用血液制品引起经血液传播疾病的发生。

第二十四条 各级人民政府应当加强艾滋病的防治工作，采取预防、控制措施，防止艾滋病的传播。具体办法由国务院制定。

第二十五条 县级以上人民政府农业、林业行政部门以及其他有关部门，依据各自的职责负责与人畜共患传染病有关的动物传染病的防治管理工作。与人畜共患传染病有关的野生动物、家畜家禽，经检疫合格后，方可出售、运输。

第二十六条 国家建立传染病菌种、毒种库。对传染病菌种、毒种和传染病检测样本的采集、保藏、携带、运输和使用实行分类管理，建立健全严格的管理制度。对可能导致甲类传染病传播的以及国务院卫生行政部门规定的菌种、毒种和传染病检测样本，确需采集、保藏、携带、运输和使用的，须经省级以上人民政府卫生行政部门批准。具体办法由国务院制定。

第二十七条 对被传染病病原体污染的污水、污物、场所和物品，有关单位和个人必须在疾病预防控制机构的指导下或者按照其提出的卫生要求，进行严格消毒处理；拒绝消毒处理的，由当地卫生行政部门或者疾病预防控制机构进行强制消毒处理。

第二十八条 在国家确认的自然疫源地计划兴建水利、交通、旅游、能源等大型建设项目的，应当事先由省级以上疾病预防控制机构对施工环境进行卫生调查。建设单位应当根据疾病预防控制机构的意见，采取必要的传染病预防、控制措施。施工期间，建设单位应当设专人负责工地上的卫生防疫工作。工程竣工后，疾病预防控制机构应当对可能发生的传染病进行监测。

第二十九条 用于传染病防治的消毒产品、饮用水供水单位供应的饮用水和涉及饮用水卫生安全的产品，应当符合国家卫生标准和卫生规范。饮用水供水单位从事生产或者供应活动，应当依法取得卫生许可证。生产用于传染病防治的消毒产品的单位和生产用于传染病防治的消毒产品，应当经省级以上人民政府卫生行政部门审批。具体办法由国务院制定。

第三章 疫情报告、通报和公布

第三十条 疾病预防控制机构、医疗机构和采供血机构及其执行职务的人员发现本法规定的传染病疫情或者发现其他传染病暴发、流行以及突发原因不明的传染病时，应当遵循疫情报告属地管理原则，按照国务院规定的或者国务院卫生行政部门规定的内容、程序、方式和时限报告。军队医疗机构向社会公众提供医疗服务，发现前款规定的传染病疫情时，应当按照国务院卫生行政部门的规定报告。

第三十一条 任何单位和个人发现传染病病人或者疑似传染病病人时，应当及时向附近的疾病预防控制机构或者医疗机构报告。

第三十二条 港口、机场、铁路疾病预防控制机构以及国境卫生检疫机关发现甲类传染病病人、病原携带者、疑似传染病病人时，应当按照国家有关规定立即向国境口岸所在地的疾病预防控制机构或者所在地县级以上地方人民政府卫生行政部门报告并互相通报。

第三十三条　疾病预防控制机构应当主动收集、分析、调查、核实传染病疫情信息。接到甲类、乙类传染病疫情报告或者发现传染病暴发、流行时，应当立即报告当地卫生行政部门，由当地卫生行政部门立即报告当地人民政府，同时报告上级卫生行政部门和国务院卫生行政部门。疾病预防控制机构应当设立或者指定专门的部门、人员负责传染病疫情信息管理工作，及时对疫情报告进行核实、分析。

第三十四条　县级以上地方人民政府卫生行政部门应当及时向本行政区域内的疾病预防控制机构和医疗机构通报传染病疫情以及监测、预警的相关信息。接到通报的疾病预防控制机构和医疗机构应当及时告知本单位的有关人员。

第三十五条　国务院卫生行政部门应当及时向国务院其他有关部门和各省、自治区、直辖市人民政府卫生行政部门通报全国传染病疫情以及监测、预警的相关信息。毗邻的以及相关的地方人民政府卫生行政部门，应当及时互相通报本行政区域的传染病疫情以及监测、预警的相关信息。县级以上人民政府有关部门发现传染病疫情时，应当及时向同级人民政府卫生行政部门通报。中国人民解放军卫生主管部门发现传染病疫情时，应当向国务院卫生行政部门通报。

第三十六条　动物防疫机构和疾病预防控制机构，应当及时互相通报动物间和人间发生的人畜共患传染病疫情以及相关信息。

第三十七条　依照本法的规定负有传染病疫情报告职责的人民政府有关部门、疾病预防控制机构、医疗机构、采供血机构及其工作人员，不得隐瞒、谎报、缓报传染病疫情。

第三十八条　国家建立传染病疫情信息公布制度。国务院卫生行政部门定期公布全国传染病疫情信息。省、自治区、直辖市人民政府卫生行政部门定期公布本行政区域的传染病疫情信息。传染病暴发、流行时，国务院卫生行政部门负责向社会公布传染病疫情信息，并可以授权省、自治区、直辖市人民政府卫生行政部门向社会公布行政区域的传染病疫情信息。公布传染病疫情信息应当及时、准确。

第四章　疫情控制

第三十九条　医疗机构发现甲类传染病时，应当及时采取下列措施：

（一）对病人、病原携带者，予以隔离治疗，隔离期限根据医学检查结果确定；

（二）对疑似病人，确诊前在指定场所单独隔离治疗；

（三）对医疗机构内的病人、病原携带者、疑似病人的密切接触者，在指定场所进行医学观察和采取其他必要的预防措施。拒绝隔离治疗或者隔离期未满擅自脱离隔离治疗的，可以由公安机关协助医疗机构采取强制隔离治疗措施。医疗机构发现乙类或者丙类传染病病人，应当根据病情采取必要的治疗和控制传播措施。医疗机构对本单位内被传染病病原体污染的场所、物品以及医疗废物，必须依照法律、法规的规定实施消毒和无害化处置。

第四十条 疾病预防控制机构发现传染病疫情或者接到传染病疫情报告时，应当及时采取下列措施：

（一）对传染病疫情进行流行病学调查，根据调查情况提出划定疫点、疫区的建议，对被污染的场所进行卫生处理，对密切接触者，在指定场所进行医学观察和采取其他必要的预防措施，并向卫生行政部门提出疫情控制方案；

（二）传染病暴发、流行时，对疫点、疫区进行卫生处理，向卫生行政部门提出疫情控制方案，并按照卫生行政部门的要求采取措施；

（三）指导下级疾病预防控制机构实施传染病预防、控制措施，组织、指导有关单位对传染病疫情的处理。

第四十一条 对已经发生甲类传染病病例的场所或者该场所内的特定区域的人员，所在地的县级以上地方人民政府可以实施隔离措施，并同时向上一级人民政府报告；接到报告的上级人民政府应当即时作出是否批准的决定。上级人民政府作出不予批准决定的，实施隔离措施的人民政府应当立即解除隔离措施。在隔离期间，实施隔离措施的人民政府应当对被隔离人员提供生活保障；被隔离人员有工作单位的，所在单位不得停止支付其隔离期间的工作报酬。隔离措施的解除，由原决定机关决定并宣布。

第四十二条 传染病暴发、流行时，县级以上地方人民政府应当立即组织力量，按照预防、控制预案进行防治，切断传染病的传播途径，必要时，报经上一级人民政府决定，可以采取下列紧急措施并予以公告：

（一）限制或者停止集市、影剧院演出或者其他人群聚集的活动；

（二）停工、停业、停课；

（三）封闭或者封存被传染病病原体污染的公共饮用水源、食品以及相关物品；

（四）控制或者扑杀染疫野生动物、家畜家禽；

（五）封闭可能造成传染病扩散的场所。上级人民政府接到下级人民政府关于采取前款所列紧急措施的报告时，应当即时作出决定。紧急措施的解除，由原决定机关决定并宣布。

第四十三条 甲类、乙类传染病暴发、流行时，县级以上地方人民政府报经上一级人民政府决定，可以宣布本行政区域部分或者全部为疫区；国务院可以决定并宣布跨省、自治区、直辖市的疫区。县级以上地方人民政府可以在疫区内采取本法第四十二条规定的紧急措施，并可以对出入疫区的人员、物资和交通工具实施卫生检疫。省、自治区、直辖市人民政府可以决定对本行政区域内的甲类传染病疫区实施封锁；但是，封锁大、中城市的疫区或者封锁跨省、自治区、直辖市的疫区，以及封锁疫区导致中断干线交通或者封锁国境的，由国务院决定。疫区封锁的解除，由原决定机关决定并宣布。

第四十四条　发生甲类传染病时，为了防止该传染病通过交通工具及其乘运的人员、物资传播，可以实施交通卫生检疫。具体办法由国务院制定。

第四十五条　传染病暴发、流行时，根据传染病疫情控制的需要，国务院有权在全国范围或者跨省、自治区、直辖市范围内，县级以上地方人民政府有权在本行政区域内紧急调集人员或者调用储备物资，临时征用房屋、交通工具以及相关设施、设备。紧急调集人员的，应当按照规定给予合理报酬。临时征用房屋、交通工具以及相关设施、设备的，应当依法给予补偿；能返还的，应当及时返还。

第四十六条　患甲类传染病、炭疽死亡的，应当将尸体立即进行卫生处理，就近火化。患其他传染病死亡的，必要时，应当将尸体进行卫生处理后火化或者按照规定深埋。为了查找传染病病因，医疗机构在必要时可以按照国务院卫生行政部门的规定，对传染病病人尸体或者疑似传染病病人尸体进行解剖查验，并应当告知死者家属。

第四十七条　疫区中被传染病病原体污染或者可能被传染病病原体污染的物品，经消毒可以使用的，应当在当地疾病预防控制机构的指导下，进行消毒处理后，方可使用、出售和运输。

第四十八条　发生传染病疫情时，疾病预防控制机构和省级以上人民政府卫生行政部门指派的其他与传染病有关的专业技术机构，可以进入传染病疫点、疫区进行调查、采集样本、技术分析和检验。

第四十九条　传染病暴发、流行时，药品和医疗器械生产、供应单位应当及时生产、供应防治传染病的药品和医疗器械。铁路、交通、民用航空经营单位必须优先运送处理传染病疫情的人员以及防治传染病的药品和医疗器械。县级以上人民政府有关部门应当做好组织协调工作。

第五章　医疗救治

第五十条　县级以上人民政府应当加强和完善传染病医疗救治服务网络的建设，指定具备传染病救治条件和能力的医疗机构承担传染病救治任务，或者根据传染病救治需要设置传染病医院。

第五十一条 医疗机构的基本标准、建筑设计和服务流程，应当符合预防传染病医院感染的要求。医疗机构应当按照规定对使用的医疗器械进行消毒；对按照规定一次使用的医疗器具，应当在使用后予以销毁。医疗机构应当按照国务院卫生行政部门规定的传染病诊断标准和治疗要求，采取相应措施，提高传染病医疗救治能力。

第五十二条 医疗机构应当对传染病病人或者疑似传染病病人提供医疗救护、现场救援和接诊治疗，书写病历记录以及其他有关资料，并妥善保管。医疗机构应当实行传染病预检、分诊制度；对传染病病人、疑似传染病病人，应当引导至相对隔离的分诊点进行初诊。医疗机构不具备相应救治能力的，应当将患者及其病历记录复印件一并转至具备相应救治能力的医疗机构。具体办法由国务院卫生行政部门规定。

第六章　监督管理

第五十三条 县级以上人民政府卫生行政部门对传染病防治工作履行下列监督检查职责：

(一)对下级人民政府卫生行政部门履行本法规定的传染病防治职责进行监督检查；

(二)对疾病预防控制机构、医疗机构的传染病防治工作进行监督检查；

(三)对采供血机构的采供血活动进行监督检查；

(四)对用于传染病防治的消毒产品及其生产单位进行监督检查，并对饮用水供水单位从事生产或者供应活动以及涉及饮用水卫生安全的产品进行监督检查；

(五)对传染病菌种、毒种和传染病检测样本的采集、保藏、携带、运输、使用进行监督检查；

(六)对公共场所和有关单位的卫生条件和传染病预防、控制措施进行监督检查。

省级以上人民政府卫生行政部门负责组织对传染病防治重大事项的处理。

第五十四条 县级以上人民政府卫生行政部门在履行监督检查职责时，有权进入被检查单位和传染病疫情发生现场调查取证，查阅或者复制有关的资料和采集样本。被检查单位应当予以配合，不得拒绝、阻挠。

第五十五条 县级以上地方人民政府卫生行政部门在履行监督检查职责时，发现被传染病病原体污染的公共饮用水源、食品以及相关物品，如不及时采取控制措施可能导致传染病传播、流行的，可以采取封闭公共饮用水源、封存食品以及相关物品或者暂停销售的临时控制措施，并予以检验或者进行消毒。经检验，属于被污染的食品，应当予以销毁；对未被污染的食品或者经消毒后可以使用的物品，应当解除控制措施。

第五十六条 卫生行政部门工作人员依法执行职务时，应当不少于两人，并出示执法证件，填写卫生执法文书。卫生执法文书经核对无误后，应当由卫生执法人员和当事人签名。当事人拒绝签名的，卫生执法人员应当注明情况。

第五十七条 卫生行政部门应当依法建立健全内部监督制度，对其工作人员依据法定职权和程序履行职责的情况进行监督。上级卫生行政部门发现下级卫生行政部门不及时处理职责范围内的事项或者不履行职责的，应当责令纠正或者直接予以处理。

第五十八条 卫生行政部门及其工作人员履行职责，应当自觉接受社会和公民的监督。单位和个人有权向上级人民政府及其卫生行政部门举报违反本法的行为。接到举报的有关人民政府或者其卫生行政部门，应当及时调查处理。

第七章 保障措施

第五十九条 国家将传染病防治工作纳入国民经济和社会发展计划，县级以上地方人民政府将传染病防治工作纳入本行政区域的国民经济和社会发展计划。

第六十条 县级以上地方人民政府按照本级政府职责负责本行政区域内传染病预防、控制、监督工作的日常经费。国务院卫生行政部门会同国务院有关部门，根据传染病流行趋势，确定全国传染病预防、控制、救治、监测、预测、预警、监督检查等项目。中央财政对困难地区实施重大传染病防治项目给予补助。省、自治区、直辖市人民政府根据本行政区域内传染病流行趋势，在国务院卫生行政部门确定的项目范围内，确定传染病预防、控制、监督等项目，并保障项目的实施经费。

第六十一条 国家加强基层传染病防治体系建设，扶持贫困地区和少数民族地区的传染病防治工作。地方各级人民政府应当保障城市社区、农村基层传染病预防工作的经费。

第六十二条 国家对患有特定传染病的困难人群实行医疗救助，减免医疗费用。具体办法由国务院卫生行政部门会同国务院财政部门等部门制定。

第六十三条 县级以上人民政府负责储备防治传染病的药品、医疗器械和其他物资，以备调用。

第六十四条 对从事传染病预防、医疗、科研、教学、现场处理疫情的人员，以及在生产、工作中接触传染病病原体的其他人员，有关单位应当按照国家规定，采取有效的卫生防护措施和医疗保健措施，并给予适当的津贴。

第八章　法律责任

第六十五条　地方各级人民政府未依照本法的规定履行报告职责，或者隐瞒、谎报、缓报传染病疫情，或者在传染病暴发、流行时，未及时组织救治、采取控制措施的，由上级人民政府责令改正，通报批评；造成传染病传播、流行或者其他严重后果的，对负有责任的主管人员，依法给予行政处分；构成犯罪的，依法追究刑事责任。

第六十六条　县级以上人民政府卫生行政部门违反本法规定，有下列情形之一的，由本级人民政府、上级人民政府卫生行政部门责令改正，通报批评；造成传染病传播、流行或者其他严重后果的，对负有责任的主管人员和其他直接责任人员，依法给予行政处分；构成犯罪的，依法追究刑事责任：

（一）未依法履行传染病疫情通报、报告或者公布职责，或者隐瞒、谎报、缓报传染病疫情的；

（二）发生或者可能发生传染病传播时未及时采取预防、控制措施的；

（三）未依法履行监督检查职责，或者发现违法行为不及时查处的；

（四）未及时调查、处理单位和个人对下级卫生行政部门不履行传染病防治职责的举报的；

（五）违反本法的其他失职、渎职行为。

第六十七条　县级以上人民政府有关部门未依照本法的规定履行传染病防治和保障职责的，由本级人民政府或者上级人民政府有关部门责令改正，通报批评；造成传染病传播、流行或者其他严重后果的，对负有责任的主管人员和其他直接责任人员，依法给予行政处分；构成犯罪的，依法追究刑事责任。

第六十八条　疾病预防控制机构违反本法规定，有下列情形之一的，由县级以上人民政府卫生行政部门责令限期改正，通报批评，给予警告；对负有责任的主管人员和其他直接责任人员，依法给予降级、撤职、开除的处分，并可以依法吊销有关责任人员的执业证书；构成犯罪的，依法追究刑事责任：

（一）未依法履行传染病监测职责的；

（二）未依法履行传染病疫情报告、通报职责，或者隐瞒、谎报、缓报传染病疫情的；

（三）未主动收集传染病疫情信息，或者对传染病疫情信息和疫情报告未及时进行分析、调查、核实的；

（四）发现传染病疫情时，未依据职责及时采取本法规定的措施的；

（五）故意泄露传染病病人、病原携带者、疑似传染病病人、密切接触者涉及个人隐私的有关信息、资料的。

第六十九条 医疗机构违反本法规定，有下列情形之一的，由县级以上人民政府卫生行政部门责令改正，通报批评，给予警告；造成传染病传播、流行或者其他严重后果的，对负有责任的主管人员和其他直接责任人员，依法给予降级、撤职、开除的处分，并可以依法吊销有关责任人员的执业证书；构成犯罪的，依法追究刑事责任：

（一）未按照规定承担本单位的传染病预防、控制工作、医院感染控制任务和责任区域内的传染病预防工作的；

（二）未按照规定报告传染病疫情，或者隐瞒、谎报、缓报传染病疫情的；

（三）发现传染病疫情时，未按照规定对传染病病人、疑似传染病病人提供医疗救护、现场救援、接诊、转诊的，或者拒绝接受转诊的；

（四）未按照规定对本单位内被传染病病原体污染的场所、物品以及医疗废物实施消毒或者无害化处置的；

（五）未按照规定对医疗器械进行消毒，或者对按照规定一次使用的医疗器具未予销毁，再次使用的；

（六）在医疗救治过程中未按照规定保管医学记录资料的；

（七）故意泄露传染病病人、病原携带者、疑似传染病病人、密切接触者涉及个人隐私的有关信息、资料的。

第七十条 采供血机构未按照规定报告传染病疫情，或者隐瞒、谎报、缓报传染病疫情，或者未执行国家有关规定，导致因输入血液引起经血液传播疾病发生的，由县级以上人民政府卫生行政部门责令改正，通报批评，给予警告；造成传染病传播、流行或者其他严重后果的，对负有责任的主管人员和其他直接责任人员，依法给予降级、撤职、开除的处分，并可以依法吊销采供血机构的执业许可证；构成犯罪的，依法追究刑事责任。非法采集血液或者组织他人出卖血液的，由县级以上人民政府卫生行政部门予以取缔，没收违法所得，可以并处十万元以下的罚款；构成犯罪的，依法追究刑事责任。

第七十一条 国境卫生检疫机关、动物防疫机构未依法履行传染病疫情通报职责的，由有关部门在各自职责范围内责令改正，通报批评；造成传染病传播、流行或者其他严重后果的，对负有责任的主管人员和其他直接责任人员，依法给予降级、撤职、开除的处分；构成犯罪的，依法追究刑事责任。

第七十二条 铁路、交通、民用航空经营单位未依照本法的规定优先运送处理传染病疫情的人员以及防治传染病的药品和医疗器械的，由有关部门责令限期改正，给予警告；造成严重后果的，对负有责任的主管人员和其他直接责任人员，依法给予降级、撤职、开除的处分。

第七十三条 违反本法规定，有下列情形之一，导致或者可能导致传染病传播、流行的，由县级以上人民政府卫生行政部门责令限期改正，没收违法所得，可以并处五万元以下的罚款；已取得许可证的，原发证部门可以依法暂扣或者吊销许可证；构成犯罪的，依法追究刑事责任：

（一）饮用水供水单位供应的饮用水不符合国家卫生标准和卫生规范的；

（二）涉及饮用水卫生安全的产品不符合国家卫生标准和卫生规范的；

（三）用于传染病防治的消毒产品不符合国家卫生标准和卫生规范的；

（四）出售、运输疫区中被传染病病原体污染或者可能被传染病病原体污染的物品，未进行消毒处理的；

（五）生物制品生产单位生产的血液制品不符合国家质量标准的。

第七十四条 违反本法规定，有下列情形之一的，由县级以上地方人民政府卫生行政部门责令改正，通报批评，给予警告，已取得许可证的，可以依法暂扣或者吊销许可证；造成传染病传播、流行以及其他严重后果的，对负有责任的主管人员和其他直接责任人员，依法给予降级、撤职、开除的处分，并可以依法吊销有关责任人员的执业证书；构成犯罪的，依法追究刑事责任：

（一）疾病预防控制机构、医疗机构和从事病原微生物实验的单位，不符合国家规定的条件和技术标准，对传染病病原体样本未按照规定进行严格管理，造成实验室感染和病原微生物扩散的；

（二）违反国家有关规定，采集、保藏、携带、运输和使用传染病菌种、毒种和传染病检测样本的；

（三）疾病预防控制机构、医疗机构未执行国家有关规定，导致因输入血液、使用血液制品引起经血液传播疾病发生的。

第七十五条 未经检疫出售、运输与人畜共患传染病有关的野生动物、家畜家禽的，由县级以上地方人民政府畜牧兽医行政部门责令停止违法行为，并依法给予行政处罚。

第七十六条 在国家确认的自然疫源地兴建水利、交通、旅游、能源等大型建设项目，未经卫生调查进行施工的，或者未按照疾病预防控制机构的意见采取必要的传染病预防、控制措施的，由县级以上人民政府卫生行政部门责令限期改正，给予警告，处五千元以上三万元以下的罚款；逾期不改正的，处三万元以上十万元以下的罚款，并可以提请有关人民政府依据职责权限，责令停建、关闭。

第七十七条 单位和个人违反本法规定，导致传染病传播、流行，给他人人身、财产造成损害的，应当依法承担民事责任。

第七十八条 本法中下列用语的含义：

（一）传染病病人、疑似传染病病人：指根据国务院卫生行政部门发布的《中华人民共和国传染病防治法规定管理的传染病诊断标准》，符合传染病病人和疑似传染病病人诊断标准的人。

（二）病原携带者：指感染病原体无临床症状但能排出病原体的人。

（三）流行病学调查：指对人群中疾病或者健康状况的分布及其决定因素进行调查研究，提出疾病预防控制措施及保健对策。

（四）疫点：指病原体从传染源向周围播散的范围较小或者单个疫源地。

（五）疫区：指传染病在人群中暴发、流行，其病原体向周围播散时所能波及的地区。

（六）人畜共患传染病：指人与脊椎动物共同罹患的传染病，如鼠疫、狂犬病、血吸虫病等。

（七）自然疫源地：指某些可引起人类传染病的病原体在自然界的野生动物中长期存在和循环的地区。

（八）病媒生物：指能够将病原体从人或者其他动物传播给人的生物，如蚊、蝇、蚤类等。

（九）医源性感染：指在医学服务中，因病原体传播引起的感染。

（十）医院感染：指住院病人在医院内获得的感染，包括在住院期间发生的感染和在医院内获得出院后发生的感染，但不包括入院前已开始或者入院时已处于潜伏期的感染。医院工作人员在医院内获得的感染也属医院感染。

（十一）实验室感染：指从事实验室工作时，因接触病原体所致的感染。

（十二）菌种、毒种：指可能引起本法规定的传染病发生的细菌菌种、病毒毒种。

（十三）消毒：指用化学、物理、生物的方法杀灭或者消除环境中的病原微生物。

（十四）疾病预防控制机构：指从事疾病预防控制活动的疾病预防控制中心以及与上述机构业务活动相同的单位。

（十五）医疗机构：指按照《医疗机构管理条例》取得医疗机构执业许可证，从事疾病诊断、治疗活动的机构。

第七十九条 传染病防治中有关食品、药品、血液、水、医疗废物和病原微生物的管理以及动物防疫和国境卫生检疫，本法未规定的，分别适用其他有关法律、行政法规的规定。

第八十条 本法自 2004 年 12 月 1 日起施行。

附件 4

附录 A(规范性附录)

——手术室基本制度

A.1 手术室医院感染预防与控制基本原则。

A.2 手术室无菌技术操作制度。

A.3 外科手卫生制度。

A.4 手术室医院感染控制相关制度:参观与外来人员管理制度;更衣制度;职业安全制度;手术室清洁消毒与隔离制度;手术室培训制度;手术室仪器设备管理制度;外来器械管理制度;感染手术的管理制度;手术室日常清洁管理制度;手术室环境清洁消毒效果监测制度;洁净系统管理制度;手术器械管理制度;手术敷料管理制度;接送手术病人制度;手术室无菌物品管理制度;一次性物品管理制度;病理标本送检制度;医疗废物管理制度;腔镜器械管理制度、手术室工作人员感染控制培训制度。

A.5 医院应建立空调净化设备过滤器阻力和空调器积水盘清洁度的日常监测记录制度。

附件 5

附录 B(规范性附录)

——手术室的清洗消毒操作指南

B.1 应采取湿式清洁消毒方法

B.2 有可见污染时及时处理

B.3 每日清晨应对所有手术间进行清洁,包括使用和未使用的。如无影灯、麻醉机、输液架、器械车、地面等用清水擦拭,并在手术开始前至少 30 分钟完成。

B.4 每台手术后清洁消毒:应对手术台及周边至少 1～1.5 米范围的物体表面和地面进行清洁消毒。

B.5 全天手术结束后应对手术室暴露的地面和物体表面进行清洁消毒,如无影灯、麻醉机、输液架、器械车、地面等用清水擦拭。

B.6 每周应进行手术室所有的地面和物体表面进行彻底清洁消毒,如回风口、门窗、柜内、墙壁、污物桶、无影灯、麻醉机、输液架、器械车、地面等用清水擦拭。

手术室清洁消毒基本要求

项 目	手术前 30 分	手术之间	每 天	每周(大消毒)	每 3 月	其 他
地面(手术区域、暴露区域)*	√	√	√	√		
所有地面			√	√		
内外走廊	√		√	√		
物体表面(手术区域、暴露区域)	√	√	√	√		
手术床各部位	√	√	√	√		
手术凳(表面及凳腿)	√		√	√		
器械台、仪器车、污物车等各种车辆	√		√	√		
手术间墙壁、天花板、玻璃、输液滑轨				√		

项　目	手术前 30 分	手术之间	每 天	每周 (大消毒)	每 3 月	其 他
无影灯	√		√	√		
无影灯臂				√		
中央负压吸引器(连接墙壁与引流瓶的吸引管)		√	√	√		
移动式负压吸引器(瓶间连接管)			√			
回风口栏珊			√	√		
新风口及过滤网				√		
一次性物品柜、药品柜内				√		
保温柜、冷藏柜内			√	√		
体位垫		√	√	√*		
手术间所有仪器设备如电刀、双极电凝器、显微镜、麻醉机、监护仪、仪器电线和各种连线等	√		√	√		
病人转运车(非对接式)			√	√		
对接式病人转运车			√	√		
初效过滤器					√	
中效过滤器					√	
高效过滤器						3 年

注:以上建议为正常情况下执行频度,有污染或其他情况时应及时进行清洁消毒处理。地面清洁消毒日不少于 3 次。

附件 6

附录 C(规范性附录)

——手术室仪器清洗消毒要求

C.1 麻醉机的清洗

C.1.1 麻醉面罩、管道、接头、湿化器、呼吸袋的人工消毒方法

彻底拆除麻醉机外置回路的各处连接，仔细检查管道内有无痰痂、血渍及其他污物残留。消毒前应按要求清洗干净，需用含酶液浸泡后彻底清洗干净。

洗净的管路及附件浸泡在有效的消毒液中，浸泡时要将其全部浸泡在消毒液中，管路不可折曲，中空物品腔内应充满消毒液。

有条件的医院也可在清洗后采用其他低温消毒灭菌方法。

C.1.2 麻醉面罩、管道、接头 湿化器、呼吸袋等应用清洗消毒机消毒的方法：

医务人员在清洗消毒前应穿戴必要的防护用品，如口罩、帽子、防护镜、手套等。

将麻醉机外置回路的部件完全拆卸，各部件按清洗消毒机厂商操作说明所述方法放置。

若外置回路上有血渍、痰痂等污物，可预先加酶浸泡，再放入清洗消毒机内清洗。

按照清洗消毒机厂商的说明选择适宜的程序进行清洗消毒。

清洗、消毒、烘干自动完成后，装入清洁袋内干燥保存备用。

C.2 手术动力设备的清洁消毒

手术动力设备包括气动式和电动式两种，动力工具使用完毕后应立即清洁，一般没有电路的机械部分拆卸后可用清水洗；带有电路的部件用湿布擦拭，各孔隙可喷入专用清洗剂，用布擦干。

C.2.1 主机清洗：断开电源，用 75%酒精或清水擦拭。

C.2.2 脚踏开关的清洗：用 75%酒精或清水擦拭，避免用水浸泡，建议用塑料保护套保护脚踏开关，避免血液和液体污染。

C.2.3 电池的清洁：用干布擦干，避免水浸泡。

C.2.4 手柄的清洗：用专用清洁剂清洗，干布擦干或用高压气枪吹干。

C.2.5 器械组件的清洗：拆开各组件，如钻头、锯片、磨头等用流动水清洗，放入在酶液中浸泡，再用流动水冲洗、擦干。

C.2.6 动力工具的灭菌参照产品的使用说明书，采用高压蒸汽灭菌、环氧乙烷或

过氧化氢等离子低温灭菌。

C.2.7 加温输液器、充气升温机和手术间的温箱均可用75%酒精或清水擦拭，一用一消毒。

附件 7

附录 D(规范性附录)

——手术室精密器械的清洗和消毒要求

D.1 基本要求

D.1.1 应当由对眼科、显微外科等手术器械熟悉的专业人员进行消毒灭菌及保管。

D.1.2 遵循清洗、酶泡、蒸馏水充分冲洗的清洗消毒原则。

D.1.3 配备相应的清洗消毒设备:超声清洗器、干燥设备、无孔纱布或软布、专用清洗刷、低温灭菌设备等。

D.1.4 手术器械使用后应及时进行清洗,如不能及时清洗,应放入盛有无菌蒸馏水的容器中,防止器械上的沾染物干燥、附着。

D.1.5 手术器械清洗后应进行检查,保证器械清洁和功能完好。(带铰链或锁扣的器械如显微剪刀,确认剪口的排列和齿纹互相咬合;棘齿类器械,确认能夹紧第一个齿)。

D.1.6 打开器械包时在器械的尖锐部位应套保护套。

D.1.7 精密器械的清洗消毒灭菌宜根据器械厂商的建议方法,能耐受高温、高压的器械首选高压灭菌,不能耐受高温高压的可采用低温灭菌方法。

D.1.8 用于特殊感染患者的器械应单独清洗、消毒灭菌。

D.2 人工清洗

D.2.1 取放动作轻柔,避免相互碰撞,清洗时,关节部位需用软毛刷仔细刷洗。

D.2.2 角膜接触镜应采用蒸馏水擦洗,低温灭菌。

D.3 超声清洗

D.3.1 精密贵重器械、锐利器械,如内眼剥膜器械:显微内眼剪、显微内眼镊、显微内眼钩等,应采用加酶超声清洗方法,低温灭菌。

D.3.2 眼内异物器械应先手工清洗,再用蒸馏水加酶超声清洗。超声清洗时保证器械全部没于液面之下并独立放置,避免器械互相接触。清洗后干燥、加防护套,低温灭菌。

D.3.3 管道类器械应先进行高负压加酶清洗,蒸馏水充分冲洗,管道内干燥后采用生产商建议的灭菌方法进行灭菌。

附件 8

附录 E(规范性附录)

——手术间空气监测采样点示意图及环境污染动态控制指标

E. 1 动态浮游菌撞击法细菌菌落总数采样应选择不少于 3 个手术程序(切皮、术中和缝合)进行，采样点应手术床 10cm 见图 1。环境污染控制指标见表 1。

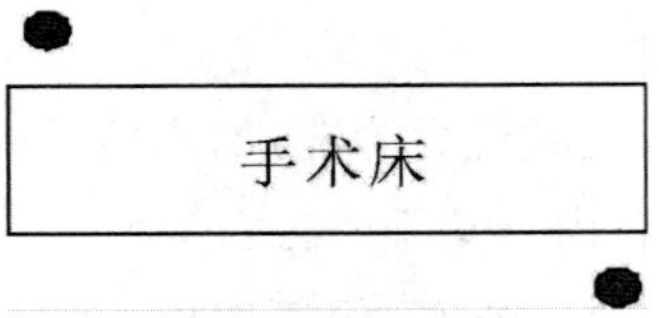

手术床

图 1　采样示意图

环境污染动态控制指标

洁净用房级别	静压差(Pa)	动态空气细菌菌落总数		手术室相对湿度	
	相邻房间洁净压差(Pa)	回风口采样板(cfu/90 皿·0.5h)	浮游菌撞击采样(cfu/m^3)	夏季	冬季
Ⅰ	≥8	≤5	≤30	连续 2 天大于 60%的事件不得发生 2 次以上	连续 2 天小于 30%的事件不得发生 2 次以上
Ⅱ	≥8	≤8	≤150		
Ⅲ	≥5	≤10	≤450		
Ⅳ	≥5	≤12	≤500		
洁净区对非洁净区	≥10				

E. 2 负压手术室手术后空气净化

E. 2. 1 负压手术室内地面、各种用具和设备表面的消毒应在每次开机前和手术结束后进行，净化系统应连续运行到清洁、消毒工作完成后 30 分钟以上，此时可进行同种病原体感染的连台手术。

E. 2. 2 实施不同病原体的手术或需要正负压转换时，应按卫生主管所批准的消毒方法进行消毒。

E.2.3 排风机组:特殊感染手术后,确认排风机组污染时,先用有效的消毒液处理排(回)风口外表面,再更换高效过滤器,操作人员应有防护措施,宜选用可安全便捷拆卸的过滤器机组,换下的过滤器应密闭运出,焚烧处理。

E.3 过滤器的更换

粗效过滤器宜 1-2 个月更换一次;中效过滤器宜每 3 个月更换一次;高中效过滤器宜每 4 个月更换一次;亚高效过滤器宜 12 个月以上更换一次;高效过滤器宜 36 个月以上更换一次。

附件 9

医务人员穿脱防护用品流程图

穿防护服流程
洗手衣裤
洗手
戴医用防护口罩
戴帽子
穿沙滩鞋
穿第一层鞋套
穿防护服
穿第二层鞋套
戴第一层手套(防护服里面)
戴第二层手套(防护服外面)
穿隔离衣
戴护目镜或防护面罩
检查穿戴是否符合防护要求
脱防护服流程
摘防护面屏或护目镜
脱隔离衣
脱外层鞋套
脱外层手套
脱防护服
脱鞋套
更换拖鞋
放沙滩鞋(置于消毒液专用桶)
脱手套
更换拖鞋进第三缓冲间
摘帽子
摘医用防护口罩
更换拖鞋进沐浴间

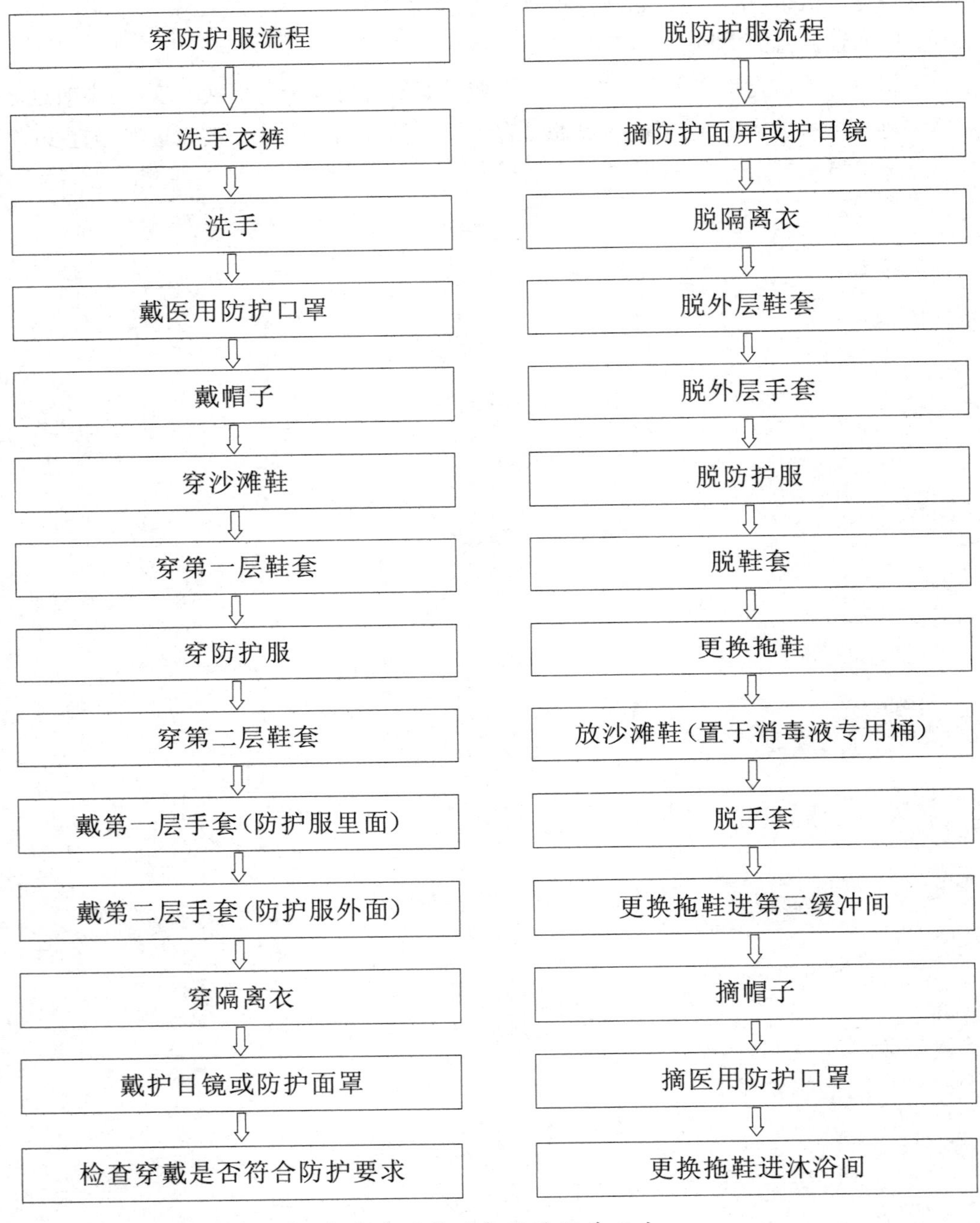

注意:脱防护服流程中,每个步骤前后都要进行手卫生。

附件 10

新型冠状病毒感染用物清洗消毒处理流程

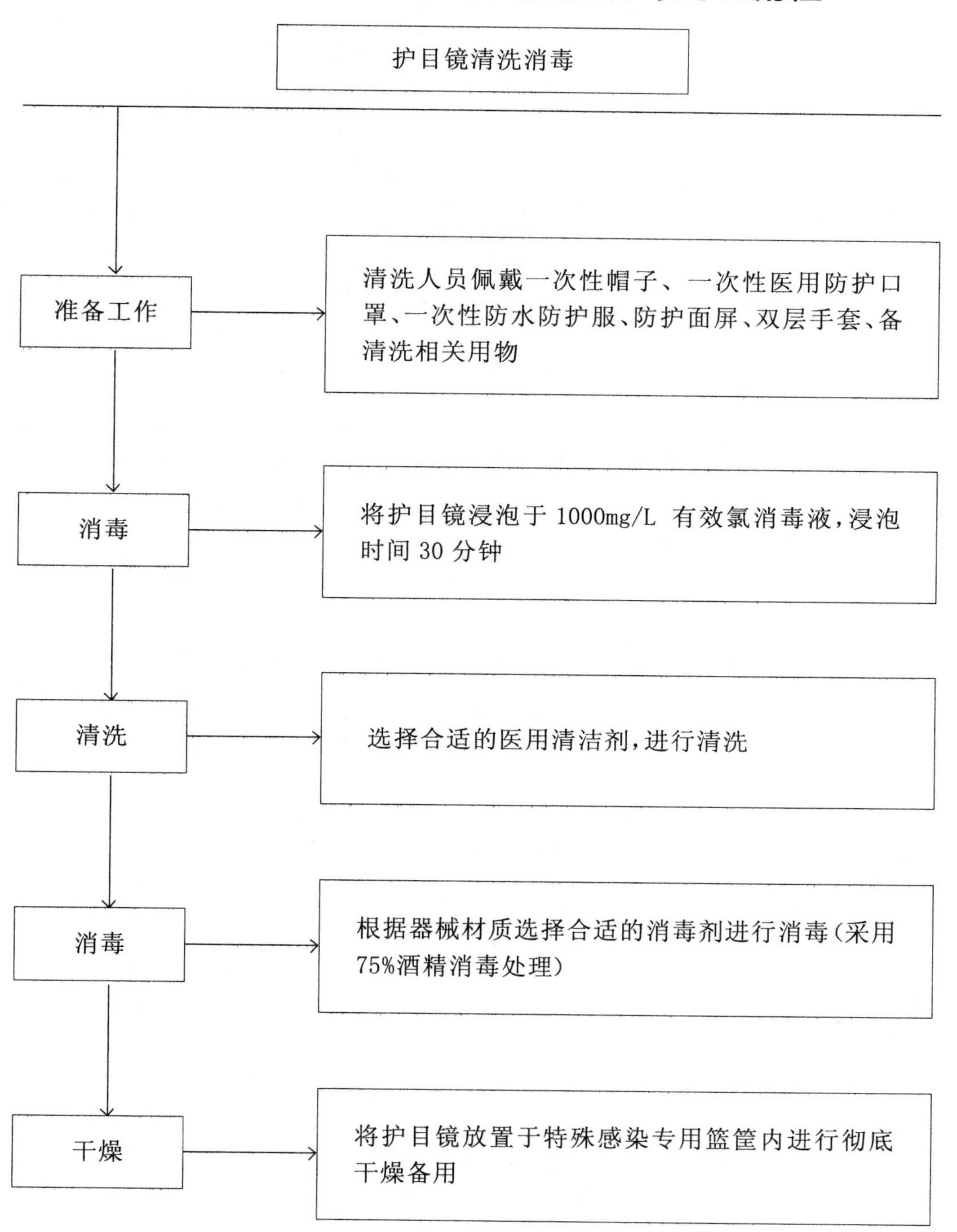

附件 11

确诊新冠肺炎患者转运流程

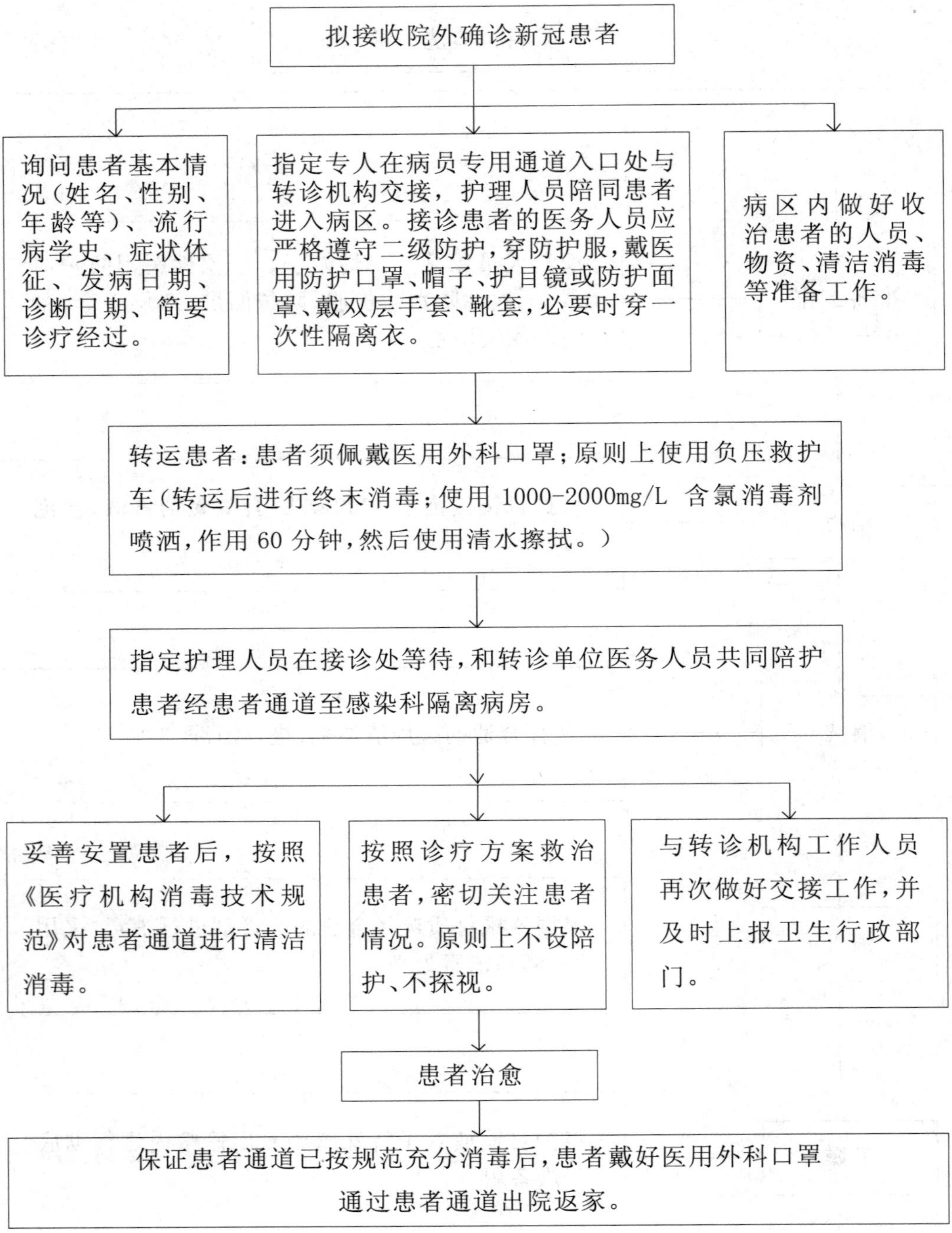

拟接收院外确诊新冠患者

↓

询问患者基本情况（姓名、性别、年龄等）、流行病学史、症状体征、发病日期、诊断日期、简要诊疗经过。

指定专人在病员专用通道入口处与转诊机构交接，护理人员陪同患者进入病区。接诊患者的医务人员应严格遵守二级防护，穿防护服，戴医用防护口罩、帽子、护目镜或防护面罩、戴双层手套、靴套，必要时穿一次性隔离衣。

病区内做好收治患者的人员、物资、清洁消毒等准备工作。

↓

转运患者：患者须佩戴医用外科口罩；原则上使用负压救护车（转运后进行终末消毒；使用 1000-2000mg/L 含氯消毒剂喷洒，作用 60 分钟，然后使用清水擦拭。）

↓

指定护理人员在接诊处等待，和转诊单位医务人员共同陪护患者经患者通道至感染科隔离病房。

↓

妥善安置患者后，按照《医疗机构消毒技术规范》对患者通道进行清洁消毒。

按照诊疗方案救治患者，密切关注患者情况。原则上不设陪护、不探视。

与转诊机构工作人员再次做好交接工作，并及时上报卫生行政部门。

↓

患者治愈

↓

保证患者通道已按规范充分消毒后，患者戴好医用外科口罩通过患者通道出院返家。

附件 12

确诊新冠肺炎患者专用转运车清洁消毒流程

完成转运患者任务后，救护车返回指定地点

↓

救护车消杀组人员做手卫生，着二级防护（工作服、一次性工作帽、医用防护口罩\医用防护服、护目镜、一次性手套、胶靴、长袖加厚橡胶手套）

↓

使用 1000-2000mg/L 含氯消毒液喷洒消毒救护车外部、门把手、再开车门消毒救护车驾驶室、轮胎及后车内物表地面，消毒时从面向里循序而进，喷洒至表面湿润，退出救护车，关闭车门，对救护车外部再次喷洒消毒，作用 60 分钟，然后使用清水擦拭。

↓

消杀人员实施手卫生、脱去防护用品，做医疗废物处理

↓

救护车消毒后停放到指定地点

↓

实施手卫生

↓

关闭车门空气消毒 60 分钟后打开通风

附件 13

确诊新冠肺炎患者 CT 检查流程图

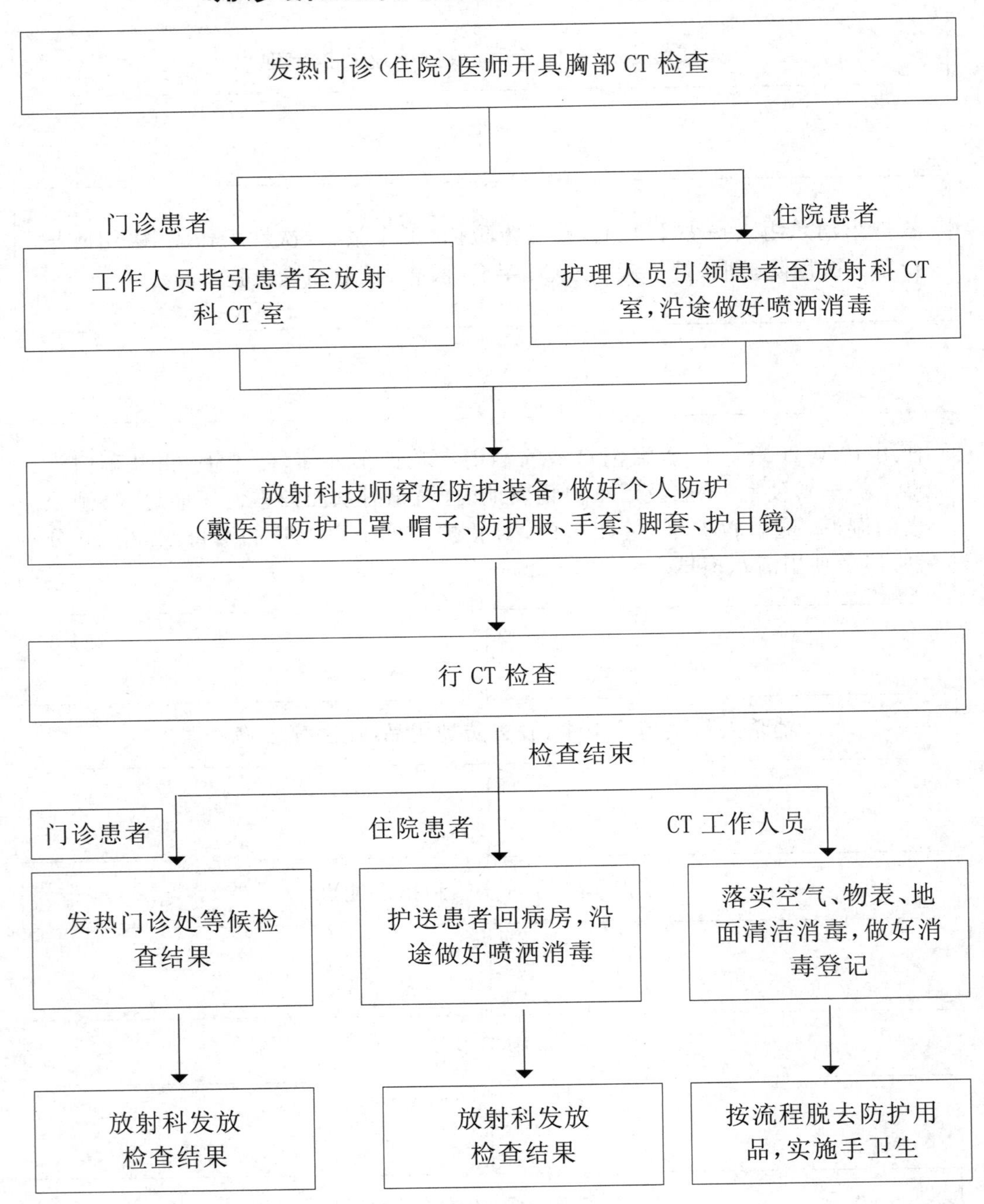

附件 14

疑似/确诊新冠肺炎患者标本采集流程

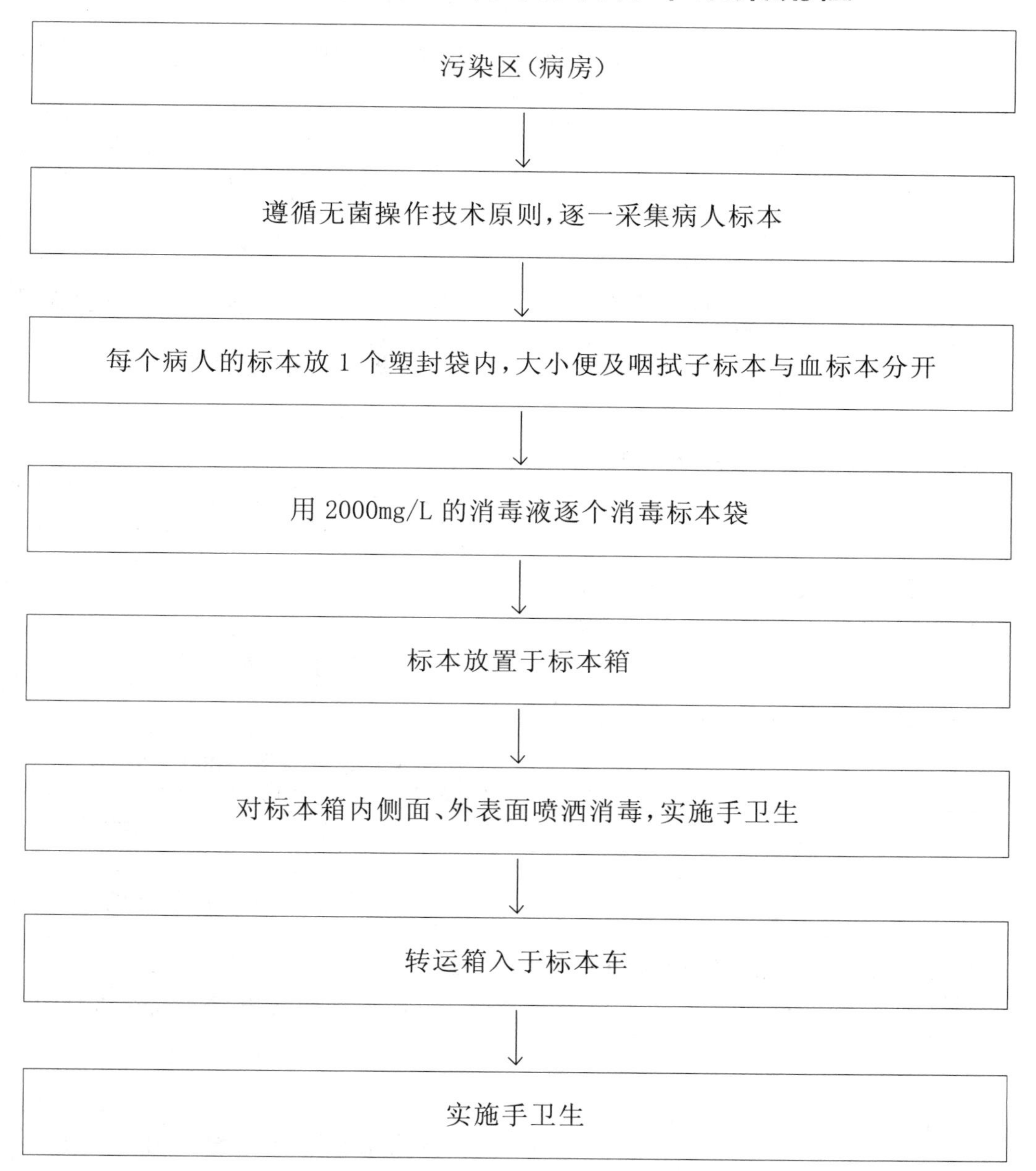

附件 15

确诊新冠肺炎患者被服类转运、处置流程

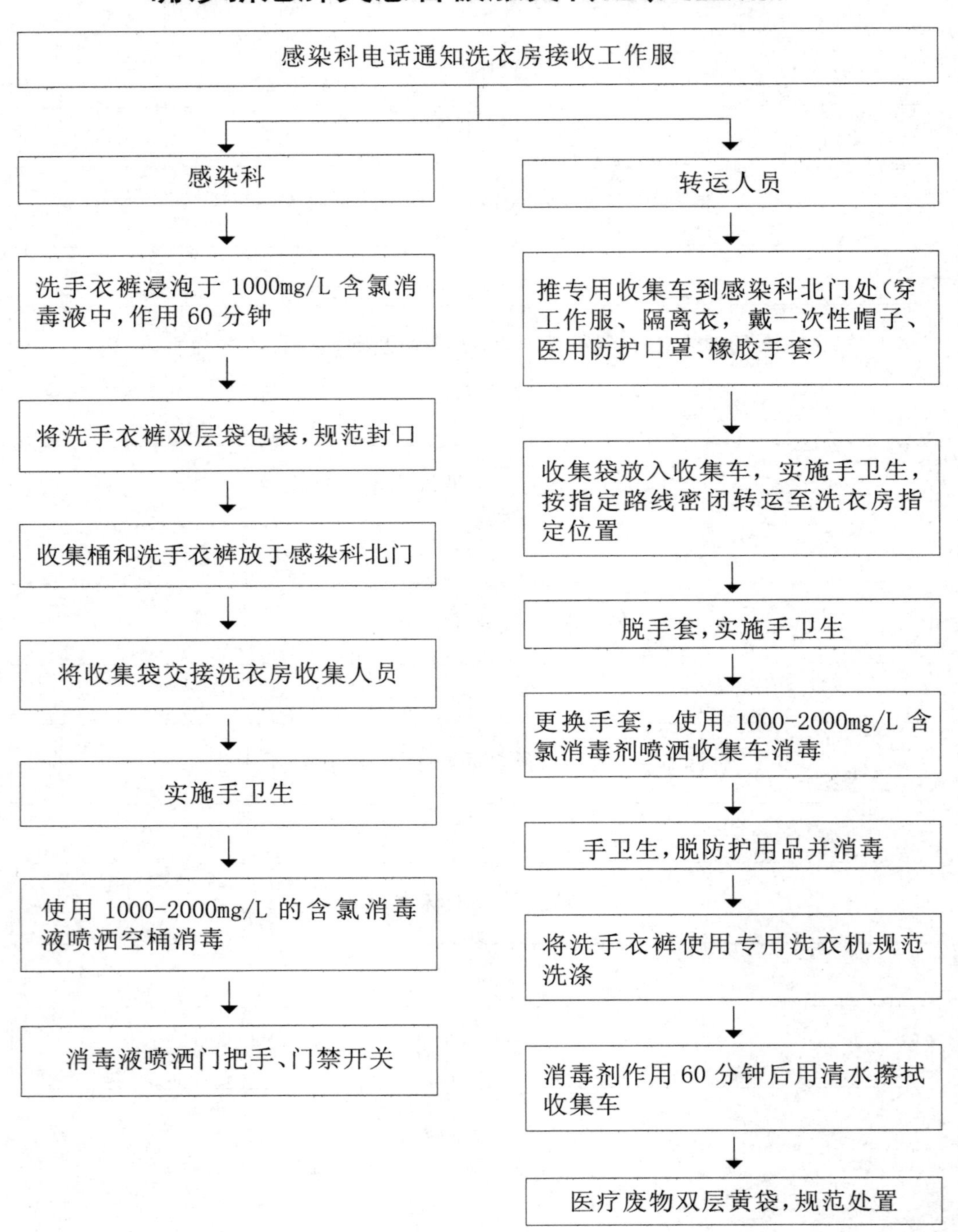

附件 16

确诊新冠肺炎患者遗体处理流程

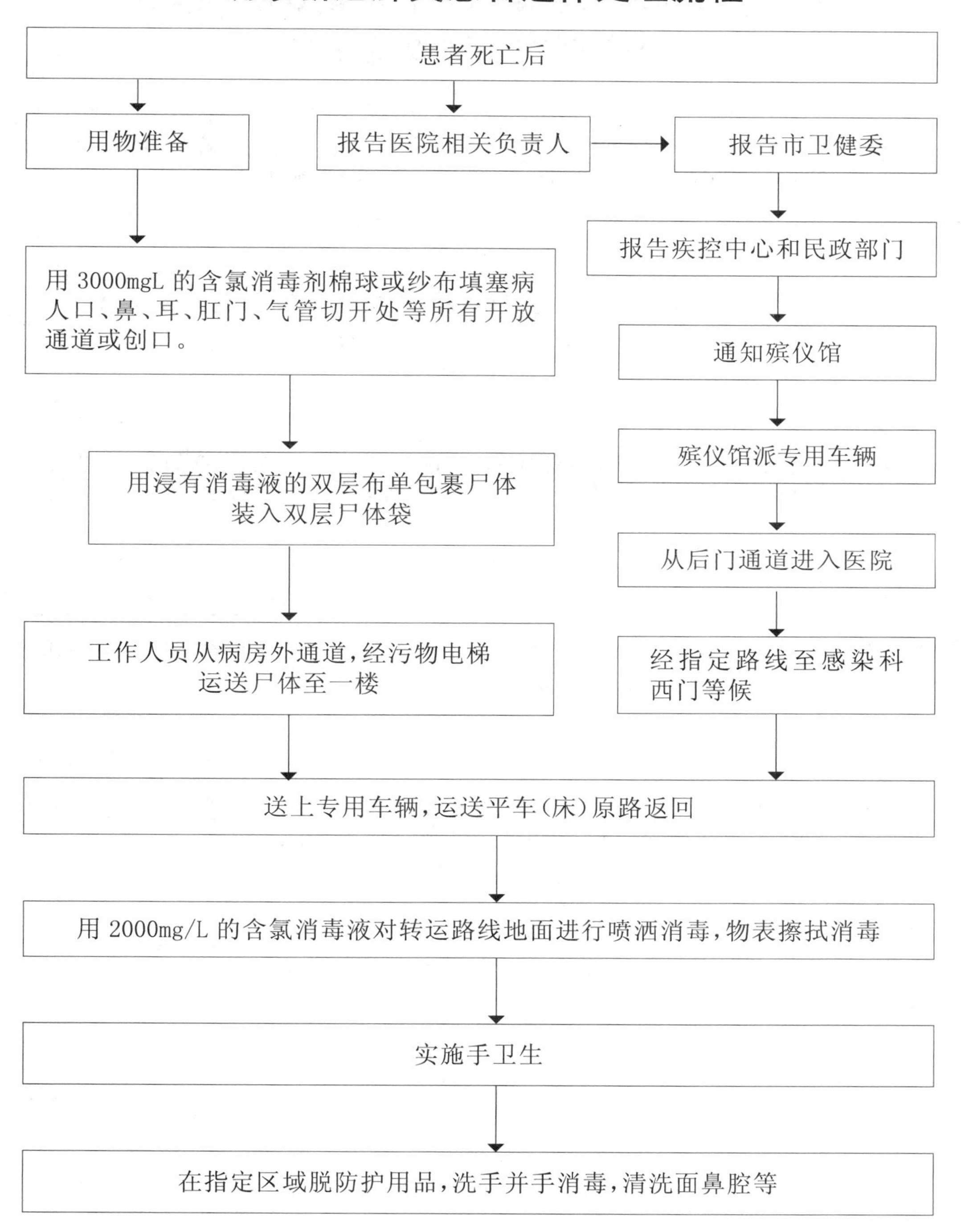

附件 17

确诊新冠肺炎患者使用后的可重复使用器械、器具或物品回收流程图

使用后的复用医疗器械均应在隔离病房或发热门急诊就地用有效氯1000-2000mg/L的消毒液中浸泡30分钟以上,进行消毒预处理。

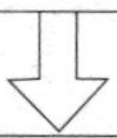

消毒预处理后的器械物品用双层防渗漏收集袋进行密封,包外标注“新冠”标识。

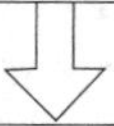

回收人员携带专用密闭容器在指定地点(隔离区域以外)进行物品交接,将密闭包装好的器械物品放入密闭容器后,更换外层手套并按规定路线返回消毒供应中心去污区。

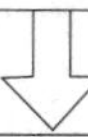

到达去污处置专区,使用1000-2000mg/L的含氯消毒液对回收容器和防渗漏收集袋外表面进行喷雾消毒处理。

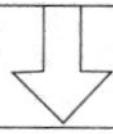

回收及处理“新冠”物品的工作人员相对固定,严格进行个人防护,禁止穿着个人防护用品离开处置专区,避免造成区域内交叉污染。

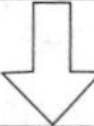

去污区开窗通风或每日≥2次使用空气消毒机空气消毒

附件 18

确诊新冠肺炎患者手术流程

疑似和/或确诊新冠手术患者现危及生命或致残

接到手术通知单,通知主刀医生和麻醉医生,护士 2 名

协调手术间,及时准备手术用物以及防护装备,采取三级防护措施

准备手术间,非全麻患者戴医用外科口罩,戴鞋套

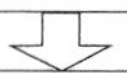

通知病房做术前准备,专人做好防护措施,接病人入手术室

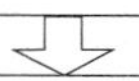

手术人员洗手、医用防护口罩、戴帽子、鞋套、防护服、护目镜、手套

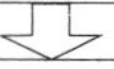

等待病人麻醉后,戴无菌手套,常规消毒皮肤、铺巾,建立无菌区

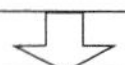

手术人员加穿无菌手术衣,加戴一双手套,避免术中针刺伤

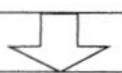

手术开始,严格限制人员进出,术中垃圾放置于双层黄色医废袋内

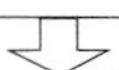

手术结束后,原路转运病人回病房,对转运工具进行终末消毒处理

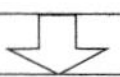

手术器械使用含氯消毒液浸泡 1 小时,外贴新冠标识,通知供应室

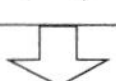

空气、物表、地面、手术床按规定消毒

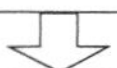

医疗垃圾均装入黄色双层医废袋内,扎带扎紧,并外贴新冠标识

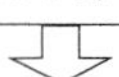

手术人员按流程脱手术衣、手套、鞋套、护目镜或面屏等防护用品,放于医疗废物袋或消毒桶消毒,进行手卫生后进沐浴间沐浴。

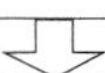

手术间(无人情况下使用过氧乙酸喷洒消毒液喷雾消毒),有人情况下空消机密闭消毒 1 小时,1 小时后开窗通风 30 分钟后再次空消机密闭消毒 2 小时,次日做空气培养和物表拭子核酸采样。

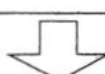

参与手术人员医学隔离 14 天,并连续 3 次核酸采样,及时向上级有关部门汇报健康状况

附件 19

确诊新冠肺炎患者床单元终末消毒标准操作规程

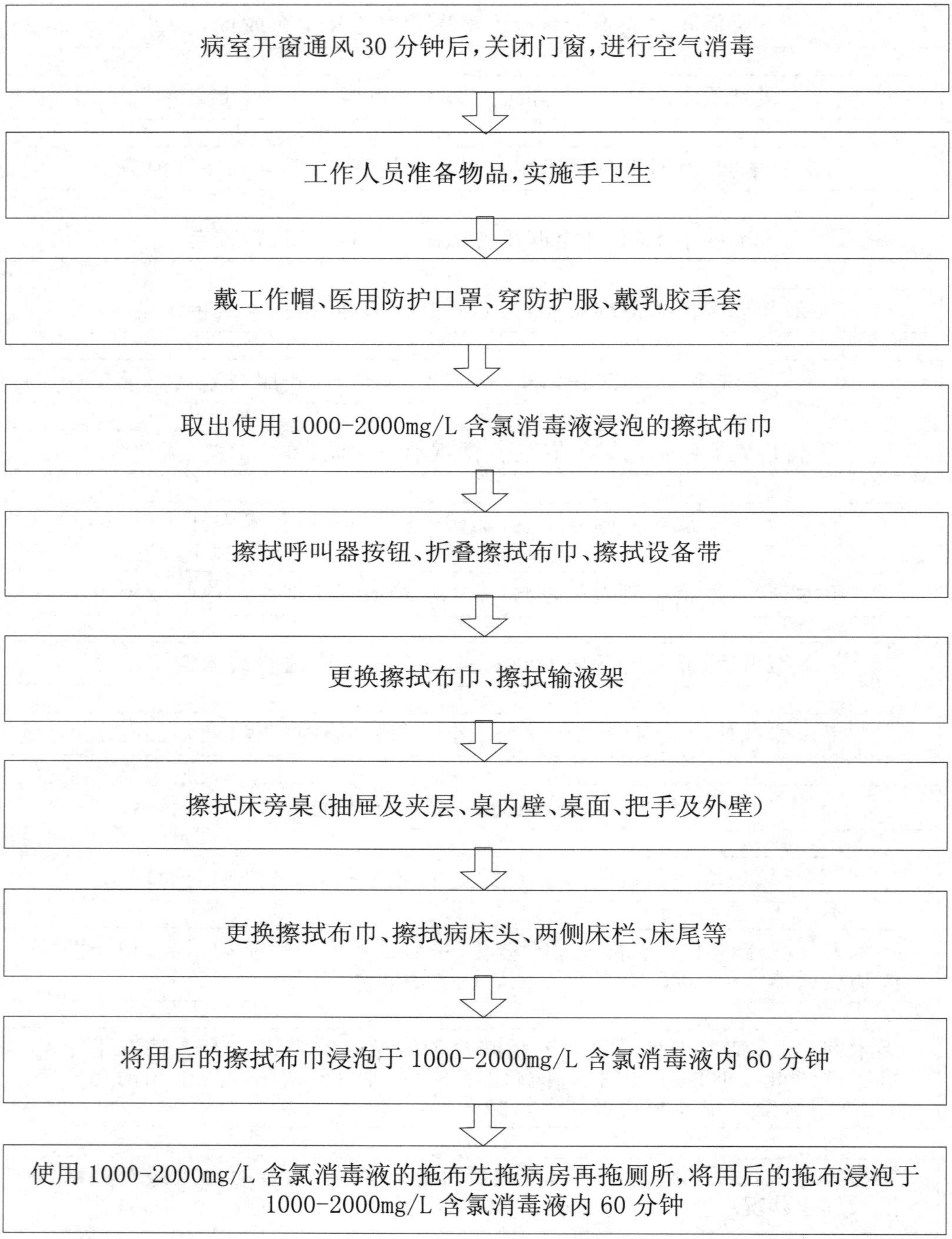

病室开窗通风 30 分钟后,关闭门窗,进行空气消毒

↓

工作人员准备物品,实施手卫生

↓

戴工作帽、医用防护口罩、穿防护服、戴乳胶手套

↓

取出使用 1000-2000mg/L 含氯消毒液浸泡的擦拭布巾

↓

擦拭呼叫器按钮、折叠擦拭布巾、擦拭设备带

↓

更换擦拭布巾、擦拭输液架

↓

擦拭床旁桌(抽屉及夹层、桌内壁、桌面、把手及外壁)

↓

更换擦拭布巾、擦拭病床头、两侧床栏、床尾等

↓

将用后的擦拭布巾浸泡于 1000-2000mg/L 含氯消毒液内 60 分钟

↓

使用 1000-2000mg/L 含氯消毒液的拖布先拖病房再拖厕所,将用后的拖布浸泡于 1000-2000mg/L 含氯消毒液内 60 分钟

参考文献

[1]国家卫生健康委.国家卫生健康委办公厅关于印发国家传染病医学中心及国家传染病区域医疗中心设置标准的通知（国卫办医函〔2020〕767号）[EB].http://www.nhc.gov.cn/yzygj/s3594q/202009/ec0e7083ab4a446a9f3e9e019166af5f.shtml

[2]中华人民共和国传染病防治法[J].天津市人民代表大会常务委员会公报,2013(S1):137-149.

[3]于竞进.我国疾病预防控制体系建设研究:困境 策略 措施[D].上海:复旦学,2006.

[4]陈玫芬.疫病之中医预防研究[D].江苏:南京中医药大学,2011.

[5]中华预防医学会医院感染控制分会.中国丙型病毒性肝炎医院感染防控指南[J].传染病信息,2013,26(2):71-75.

[6]新型冠状病毒感染的肺炎诊疗方案(试行第五版)[J].江苏中医药,2020,52(2):1-3.

[7]邵永生,马淑慧,王域平,等.加强检验科医院感染规范化管理[J].中华医院感染学杂志,2011,21(01):117-118.

[8]胡国庆.手足口病的消毒隔离[J].中国消毒学杂志,2009,26(04):427-430.

[9]李六亿,巩玉秀,张流波.经空气传播疾病医院感染预防与控制规范 WS/T 511-2016[J].中国感染控制杂志,2017,16(05):490-492.

[10] 陈晓红. 浅谈二级医院手术室医院感染管理 [J]. 临床医药文献电子杂志,2016,3(14):2895-2896.

[11]吴周志,刘晓俊,张培.基于健康管理的肺结核防控模式与策略的思考[J].中国公共卫生管理,2015,31(05):616-618.

[12] 蔡丽芳. 结核病医院内感染预防与控制措施 [J]. 全科护理,2012,10(30):2852-2853.

[13]陈鑫铭.发达国家结核病控制管理对我国的启示[D].江苏大学,2010.医院感染管理办法[J].中国护理管理,2006(07):5-7.

[14]医疗卫生机构医疗废物管理办法[J].中华人民共和国卫生部公报,2003(04):8-11.

[15] 新型冠状病毒感染的肺炎诊疗方案 (试行第三版)[J]. 天津中医药,2020,37(01):1-3.

[16]中华医学会.肺结核基层诊疗指南(2018年)[J].中华全科医师杂志,2019,18(08):709-717.

[17]中国艾滋病诊疗指南(2018版)[J].中华传染病杂志,2018,36(12):705-724.

[18]李鹏飞.2010—2015年新疆地区肺结核患者就诊延迟状况及其影响因素分析[D].新疆医科大学,2018.

[19]耿梦杰,宋渝丹,赵飞,等.国内外医务人员结核感染控制现状的比较研究[J].中国防痨杂志,2013,35(08):581-586.

[20]甲型H1N1流感医院感染控制技术指南(试行)[J].中国感染控制杂志,2009,8(03):220-224.

[21]林向阳.《传染病医院建筑设计规范》暖通空调部分解析[J].暖通空调,2009,39(04):36-39.

[22]卫生部关于印发《医务人员艾滋病病毒职业暴露防护工作指导原则(试行)》的通知[J].中华人民共和国卫生部公报,2004(05):54-56.

[23]国务院办公厅关于转发发展改革委卫生部突发公共卫生事件医疗救治体系建设规划的通知[J].中华人民共和国国务院公报,2003(34):16-24.

[24]医院消毒隔离工作指南(试行)[J].中华老年多器官疾病杂志,2003(02):8-9.

[25]王佩莉.医院消毒隔离与有关法律法规[C].// 中华医学会继续教育部.2005年全国医疗卫生系统感染控制消毒管理学术交流会论文集.2005:107-108.

[26]关玉莹.浅谈医院感染重点部门预防与控制工作体会[J].中国保健营养(下旬刊),2013,23(6):3496-3497.

[27]白焕峰.急诊科护患纠纷原因分析及防范对策[J].齐鲁护理杂志,2006,12(21):2150-2151.

[28]任晓波,杨蓉,邓楠,等.婴幼儿手足口病的感染措施[J].医药前沿,2012,02(2):375.

[29]胡国庆.手术室消毒灭菌热点问题[C].// 中华护理学会.中华护理学会第19届全国手术室护理学术交流会论文集.2015:26-37.

[30]钟南山.解读"非典"实施预防[J].华夏星火,2003(05):51-53.

[31]恢复门(急)诊正常工作秩序消毒隔离指南[J].中华医院感染学杂志,2003(06):8.

[32]吴海英,刘华,邢泽红.手术室设立专人清洗保养内镜器械的探讨[J].医学信息(上旬刊),2011,24(08):5424-5425.

[33]王紫印.传染病医院设计探讨[J].建筑与装饰,2019,(2):24-25.

[34]埃博拉出血热医院感染预防与控制技术指南(第二版)[J].中华临床感染病杂

志,2015,8(01):1-3.

[35]杜福兰.手术室优质护理服务的体会[J].医学信息(上旬刊),2011,24(8):5423-5424.

[36]张晓剑.医务人员职业意外伤害与危险因素现状研究[D].苏州大学,2015.

[37]霍金鹏.传染病医院通风空调系统设计要点[J].建筑工程技术与设计,2017,(18):730-730,731.

[38]潘柏申.三级综合性医院医学检验部门设置基本要求的建议[J].中华检验医学杂志,2017,40(04):235-237.

[39]何忠杰.创伤救援及急危重症中的时效值[C].// 中华医学会继续教育部.第一届全国危重多发伤加强救治学术研讨会论文集.2009:80-87.

[40]李玉华,王新华,刘爱兰.规范化处理流程在腹腔镜器械的应用[J].按摩与康复医学(中旬刊),2012,3(11):440-441.

[41]许晔.公民需求视角下的传染病医院发展模式研究——以无锡的发展为例[D].上海:复旦大学,2012.

[42]张俊.血液透析联合血液灌流治疗尿毒症皮肤瘙痒的护理探析[J].齐齐哈尔医学院学报,2015,(10):1538-1539.

[43]周树礼,梅向阳,钱文敏.医疗废物危害和处理[J].工业安全与环保,2007,33(2):48-50.

[44]刘唐威.医院垃圾处理[C].//广西老科学技术工作者协会、广西环保联合会广西壮族自治区乡村办. 生活垃圾分类管理与无害化处理技术研讨会论文集.2015:46-52.

[45]武翠娥.妇产科手术病人的术前心理护理[J].心理医生(下半月版),2012,(11):414-415.

[46]李素英,武迎宏,吕超英,等.医院负压手术室污染控制[J].中华医院感染学杂志,2007,17(7):834-835.

[47]王云飞.南通市海安县 2015—2017 年医疗机构医院感染评价分析[D].江苏:苏州大学,2017.

[48]刘咏莉.新使用层流手术室的安全隐患及防范措施[J].基层医学论坛,2017,21(18):2399-2401.

[49]王春灵.硬镜与软镜的手术室流程管理[C].// 中华护理学会%河南省护理学会.中华护理学会第 14 届全国手术室护理学术交流会议论文集.2010:32-37.

[50]张炜敏,洪峰,王海东,等.四家医疗卫生机构执行《中国结核感染预防控制手册》情况调查[J].中国防痨杂志,2011,33(8):475-479.

[51]侯国跃.输血感染损害责任的归责原则和求偿机制[C].// 中国卫生法学会.2014 卫生法学与生命伦理国际研讨会论文集.2014:492-500.

[52]高菊玲,王桂菊,李雯婷.手术室医院感染控制规范的实施效果[J].护理实践与研究,2015,(3):87-88.

[53]裴永胜.区级综合医院建设项目环境影响分析与实例研究[D].广东:暨南大学,2010.

[54] 国家卫生计生委办公厅关于印发职业暴露感染艾滋病病毒处理程序规定的通知[J].中华人民共和国国家卫生和计划生育委员会公报,2015(07):14-16.

[55]逯俊霞,朱梅.职业暴露——护士应加强防范意识和措施[A].中华中医药学会.中华中医药学会防治艾滋病国际学术研讨会论文集[C].中华中医药学会:中华中医药学会防治艾滋病分会,2007:2.

[56]吴海峰.呼吸机管道更换时间对 COPD 患者呼吸机相关性肺炎的影响[D].新疆:新疆医科大学,2010.

[57]白一雯.我国医疗废物处置法律问题研究[D].吉林:延边大学,2019.

[58]宋丽.浅谈洁净手术室的规范化管理[J].医药前沿,2013,(6):373-374.

[59]杨婉英.手术室感染控制现状[J].中国实用护理杂志,2011,27(0z2):58.

[60]王立新,徐达秀,蔡芳一,等.手术室感染的控制与管理[C]// 国际手术室护理学术交流暨专题讲座会议.2005:314-315.

[61]胡国庆,陆烨,李晔.手术室医院感染预防与控制管理要求[J].中国消毒学杂志,2019,36(2):142-146.

[62]王靖,邱亚平,李莉,等.艾滋病毒阳性患者手术中的风险管理[J].长江大学学报(自科版),2013,10(6):47-49.

[63]李春梅,王克芳.感染预防控制对肺结核病房医护人员职业暴露影响效果的研究[J].临床医药文献电子杂志,2015,(7):1305-1306.

[64]黄丽,郑秋迎.SARS 病人的中西医结合护理[C].// 中国中西医结合学会.华北五省市区及广东省中西医结合防治 SARS 学术会议论文集.2003:108-112.

[65]马剡芳.急诊的职业暴露,暴露后处理及其预防[C].// 中华中医药学会.2015 年急诊学术年会暨中医急危重症学术研讨会论文集.2015:155-160.

[66]贺惠琴.结核病门诊医院感染预防存在的问题及对策[C].// 中国医院协会.第十六届全国医院感染管理学术年会论文集.2009:437-438.

[67] 李陈. 医院消毒供应中心管理中细节管理的思考 [J]. 医学信息,2014,(8):47-47.

[68]邱淑文,王爽.肺结核[J].中国实用乡村医生杂志,2004,11(7):14-16.

[69]倪晓平，项海青，徐虹，等.诺如病毒医院内消毒隔离措施的制定与实施[J].中国预防医学杂志，2008，9(5)：377-379.

[70]何明光.硬式内窥镜的清洗、保养及维护[J].医疗装备，2013，26(11)：73-75.

[71]陆义萍.海安县 2013—2016 年医疗机构消毒质量监测分析[D].江苏：苏州大学，2017.

[72]李勇.耳穴贴压对胃癌晚期患者疼痛的控制分析[J].饮食保健，2016，3(7)：205-206.

[73]孙荀.江苏省生活饮用水卫生问题与法律对策研究[D].江苏：南京师范大学，2017.

[74]张炜敏，耿梦杰，宋渝丹，等.中国 12 个省 241 家医疗卫生机构结核感染控制情况分析[J].中国防痨杂志，2017，39(4)：414-419.

[75]王淑娟，王景奎，李伟.关于如何有效预防急诊科护理医疗纠纷发生的点滴谈[J].大家健康(中旬版)，2016，10(3)：35-36.

[76]靳冬香.人感染 H7N9 禽流感医院感染预防与控制[J].哈尔滨医药，2013，33(4)：283.

[77] 国家卫生计生委办公厅关于印发基层医疗机构医院感染管理基本要求的通知[A].河南省护理学会.2014 年河南省护理学会医院感染管理专业学术研讨会论文集[C].河南省护理学会，2014：20.

[78]胡国庆.内镜清洗消毒和环境空气消毒技术[C].// 中国医师协会继教部.全国内镜规范清洗消毒、感染控制与内镜诊疗技术应用新进展研讨会论文集.2015：6-26.

[79]谢美.肠道门诊医院感染预防控制[C].中华预防医学会.中华预防医学会消毒分会 2010 学术年会论文集.2010：211-213.

[80]张子楠.基层医疗卫生机构院内感染管理模式研究[D].湖北：华中科技大学，2018.

[81]徐盛浩.高校医疗机构医疗废弃物管理实践与思考[J].中国校医，2012，26(6)：472-473.

[82]SARS 亡者尸体处理及解剖消毒隔离工作指南 [J]. 中华医院感染学杂志，2003，13(6)：503-504.

[83]严杰，李明远，孙爱华，等.2019 新型冠状病毒及其感染性肺炎[J].中华微生物学和免疫学杂志，2020，40(01)：1-6.

[84]于敏.护理部在消毒供应中心建设和管理中的作用[C].中华护理学会.2010：804-805.

[85]加强防控规范基层肺结核诊疗与管理[J].中华医学信息导报，2019，34(16)：

13.

[86]王文琴,梁日成,余小华,等.高校结核病流行现状及防控策略[J].中国学校卫生,2018,39(7):965-966,971.

[87]齐晋.加强导诊服务理念,巧用沟通技巧,提高服务质量[J].医学信息,2014,(8):46-47.

[88]孟宪华.肺结核患者内科护理[J].中外健康文摘,2012,09(27):362-364.

[89]阎介正,史中信.开创传染病防治工作的新篇章——介绍传染病防治法的时代特色[J].微生物学免疫学进展,2005,33(1):76-84.

[90]刘黎明.从处理一起炭疽疫情工作中探究卫生监督机构在应急情况下如何开展监督工作[C].// 中华预防医学会.中华预防医学会预防医学情报专业委员会第二十三届学术交流会论文集.2012:116-117.

[91]医院预防与控制传染性非典型肺炎(SARS)医院感染的技术指南(续)[J].中国乡村医药,2004(05):40-47.

[92]周枫.两所医院医务人员结核分枝杆菌潜伏感染及防制策略研究[D].重庆:第三军医大学,2015.

[93]刘敏.定点医院结核感染控制及医务人员个人防护现状调查研究[D].温州医科大学,2016.

[94]徐葵,殷文娟.肺结核患者的临床护理体会[J].中外健康文摘,2012,09(10):402-403.

[95]史琰琰.HIV 职业暴露风险认知对护理人员自我防护态度和行为影响的研究[D].湖北:华中科技大学,2014.

[96]崔清华.鹤壁市医院内镜消毒现状调查[D].北京:中国疾病预防控制中心,2007.

[97]郑少琴.感染科护士在工作中如何预防感染[C].// 中华医学会.第二届全国病毒性肝炎慢性化重症化基础与临床研究进展学术会议论文集.2012:423-425.

[98]赵俊文.广东省护理人员职业暴露损伤及防护现状的流行病学调查研究[D].南方医科大学;第一军医大学,2006.

[99]茅丽娟.某传染病医院医务人员血源性职业暴露调查和防护干预研究[D].上海:复旦大学,2013.

[100]东磊.J 公司在华业务策略研究[D].广东:广东工业大学,2011.

[101]敬洁,黄萌萌.手术室医院感染管理质量评价指标体系的构建[J].护理研究,2016,30(28):3503-3507.

[102]贺吉群.硬式内镜器械清洗方法改进与效果评价[D].湖南:中南大学,2009.

[103]赵越.气流组织对负压隔离病房污染物扩散的影响研究[D].天津:天津大学,2011.

[104]沈剑辉,高兴莲,周婷婷,左梦凡,余雷,马琼.一种新型清洗器对手术室复用清洁工具清洁消毒效果的研究[J].中国消毒学杂志,2019,36(11):812-814.

[105]赵越.气流组织对负压隔离病房污染物扩散的影响研究[D].天津:天津大学,2011.

[106]李猛.传染性负压隔离病房气流组织与换气次数研究[D].天津:天津大学,2010.

[107]张丽萍,刘惠玲.慢性阻塞性肺气肿应用临床护理路径的效果分析[J].甘肃科技,2019,35(19):129-131.

[108]廖媛.内镜自动清洗消毒机微生物菌落生长模型构建及干预措施评价[D].江西:南昌大学,2019.

[109]谭琳玲.广州市某三甲医院医务人员手部卫生现状调查与干预试验[D].南方医科大学;第一军医大学,2006.

[110]张瑛梅.中老年肺结核临床特点及中医证型分布回顾性分析[D].四川:成都中医药大学,2015.

[111]肖莎,郝士颖,王瑞雪.医疗废物的规范化管理[J].哈尔滨医药,2012,32(1):43.

[112]刘敏,李琳,刘峰,等.人乳腺癌 MCF-7 细胞中 TRIM22 下调 NF-κB 的表达[J].沈阳药科大学学报,2013,30(12):972-976.

[113]中国医师协会眼科医师分会,中华预防医学会医院感染专业委员会,中华预防医学会消毒分会,等.我国眼科手术管理、感染控制、消毒灭菌指南(一)[J].中华眼科杂志,2016,52(3):167-173.

[114] 北京市卫生局. 北京市呼吸机清洗、消毒指南 (试行)[J]. 中国护理管理,2006,6(6):8-10.

[115]胡朝线,杨忆,李雪,等.消化内镜清洗消毒规范化操作体会[J].实用中医药杂志,2014,30(06):573-574.

[116]李扬.粤东部分地区医疗废弃物处理现状及对策研究[D].广东:广州中医药大学,2011.

[117]苏锐.结核分枝杆菌 phoS2 基因在大肠杆菌中的高效表达及其产物的抗原性分析[D].陕西:第四军医大学,2009.

[118]甘秀妮.急诊呼吸道病原体职业暴露的风险控制[J].中华护理杂志,2017,52(z1):22-24.

[119]胡国庆.《医院消毒卫生标准》修订情况介绍[C].// 中国人民解放军疾病预防控制中心、中国消毒学杂志社. 全国消毒论文写作与新进展学术交流会论文集.2013:32–54.

[120]邬维娜."护理职业安全与健康"课程的编制及评价[D].上海:复旦大学,2009.

[121]王立霞,张瑾.消毒供应中心的质量管理及应用[C].// 中华护理学会.2010:630–632.

[122]杨阳.现代综合医院新生儿重症监护中心(NICU)建筑设计研究[D].陕西:西安建筑科技大学,2017.

[123]孟庆义.门急诊布局与管理[C].// 中华医学会继续教育部.2008 年全国加强门诊急诊工作(乌鲁木齐)学术研讨会论文集.2008:66–70.

[124]顾健.简政放权新形势下医院使用消毒产品监管新要求[C].// 中华预防医学会\中国卫生监督协会.2016 年全国消毒与感染控制学术年会论文集.2016:155–161.

[125]甘和平.上海市医院感染管理现状与对策研究[D].上海:复旦大学,2006.

[126]李新霞.洛阳市城区二级综合医院医院感染管理现状与对策研究[D].山东:山东大学,2005.

[127]江勇.口腔科消毒效果的影响因素分析[D].广东:中山大学,2006.

[128]罗东寿,高云海.江城县 2011—2015 年结核病防治规划效果分析[J].东方食疗与保健,2015,(9):282–283.

[129]梁业,彭利军.儿童门诊家长预防儿童意外伤害知识的效果评价[J].当代护士(专科版),2010,(9):142–144.

[130]李丽娟.浅谈胆道镜的清洗与消毒[J].大家健康(中旬版),2015,(2):278–279.

[131]林倩.南宁市艾滋病职业暴露人群不同时期心理状态及其影响因素研究[D].广西:广西医科大学,2015.

[132]易滨.医院重点部门呼吸道传染病感染的预防和控制[J].中华护理杂志,2005,40(5):398–400.

[133]徐敏.突发公共事件卫生应急指挥系统运行模式研究[D].山东:山东大学,2016.

[134]余晓远.信息追溯系统在眼科器械质量管理中的应用[D].江西:南昌大学,2018.

[135]崔春清,陈富杰,魏艳伶.传染性疾病的医院感染预防与控制措施[C].// 中国医院协会. 中国医院协会第十四届全国医院感染管理学术年会论文汇编.2007:327–329.

［136］谷战英.县级定点医院结核病服务提供补偿策略研究［D］.山东：山东大学，2017.

［137］贾莉.科普传染病的院内管理［J］.养生保健指南，2019，(40)：60.

［138］柴秀珍.包钢三医院社区糖尿病患病率调查［J］.大家健康（中旬版），2015，(2)：277–278.

［139］黄伟丽.医务人员锐器伤发生的危险因素及防护对策研究——以某省级三甲教学医院为例［D］.山东：青岛大学，2019.

［140］游建平.新发和烈性传染病治疗中心建筑设计比较与个人防护装备使用研究［D］.陆军军医大学，2018.

［141］杨乐.医院感染管理部门如何对建筑布局开展审核与指导 -- 以无痛内镜中心为例［C］.// 江苏省医院协会.江苏省医院协会医院感染管理专业委员会 2018 年学术年会论文集.2018：1–21.

［142］李金辉，何杰，李旭宏.基于轴距预瞄的重型汽车主动悬架道路友好性研究［J］.公路交通科技，2013，30(11)：152–158.

［143］卫生部医政司.《医院感染管理办法》释义［C］.// 中国医院协会.第十三届全国医院感染管理学术年会.2006：52–54.

［144］侯文芳，张玲丽.浅谈突发公共卫生事件应急管理中存在的问题及对策［J］.中国保健营养（中旬刊），2012，(10)：564.

［145］陈振明，曹晓鸥，梁子良，等.广东省佛山市南海区传染病自动识别和报告系统的建立和评估［J］.疾病监测，2012，27(11)：910–912.

［146］李素英.甲型 H1N1 流感的医院感染防控［C］.// 中华医学会继续教育部.全国医院感染控制、消毒管理(长春)学术研讨会论文集.2009：5–9.

［147］包志英.经血液传播疾病的职业暴露与防护［A］.中华护理学会.中华护理学会 2009 全国传染病护理学术交流暨专题讲座会议论文汇编［C］.中华护理学会：中华护理学会，2009：10.

［148］徐建萍.血源性病原体职业暴露危害告知［J］.中华护理杂志，2017，52(z1)：15.

［149］刘银良.从 SARS 评述我国的公共卫生法律［C］.// 北京国际生命伦理学学术会议论文集.2004：278–288.

［150］马春丽.三种消毒剂对消化内镜细菌及乙肝病毒消毒效果实验研究［D］.陕西：第四军医大学，2013.

［151］医务人员手卫生规范 WS/T313–2019［J］.中国感染控制杂志，2020，19(01)：93–98.

［152］医院感染预防与控制评价规范 WS/T592–2018［J］.中国感染控制杂志，

2018,17(08):746–752.

[153]医疗机构门急诊医院感染管理规范 WS/T591–2018[J].中国感染控制杂志,2018,17(09):848–852.

[154]刘运喜,邢玉斌,巩玉秀.软式内镜清洗消毒技术规范 WS 507—2016[J].中国感染控制杂志,2017,16(06):587–592.